AF468195

PANSEMENT

DES

PLAIES CHIRURGICALES

PAR

BENJAMIN ANGER

CHIRURGIEN DES HÔPITAUX

CHEVALIER DE LA LÉGION D'HONNEUR

PARIS

ADRIEN DELAHAYE, LIBRAIRE-ÉDITEUR

PLACE DE L'ÉCOLE-DE-MÉDECINE

1872

PANSEMENT

DES

PLAIES CHIRURGICALES

Te 56

PARIS. — IMPRIMERIE DE E. MARTINET, RUE MIGNON, 2.

PANSEMENT

DES

PLAIES CHIRURGICALES

PAR

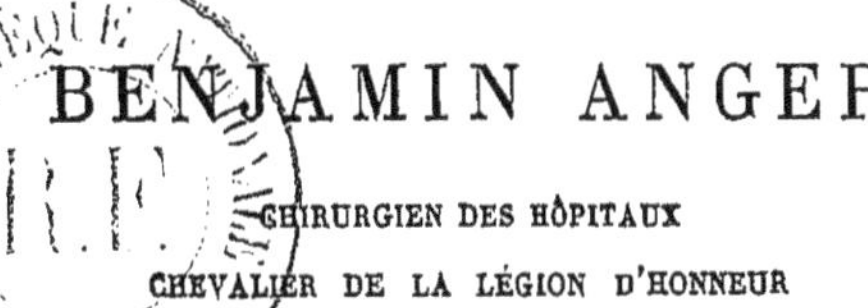

BENJAMIN ANGER

CHIRURGIEN DES HÔPITAUX

CHEVALIER DE LA LÉGION D'HONNEUR

PARIS

ADRIEN DELAHAYE, LIBRAIRE-ÉDITEUR

PLACE DE L'ÉCOLE-DE-MÉDECINE

1872

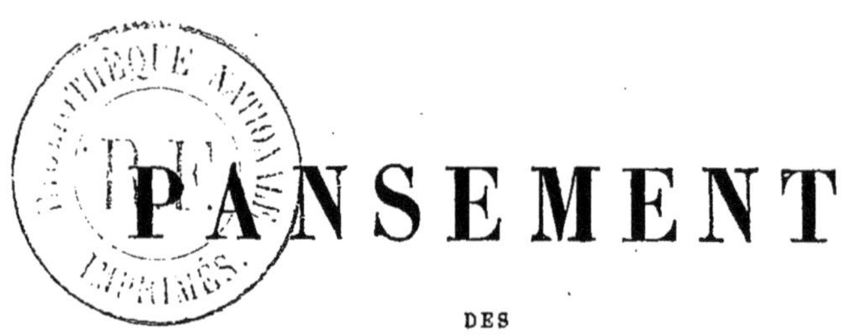

PANSEMENT

DES

PLAIES CHIRURGICALES

PRÉLIMINAIRES

Les *plaies chirurgicales,* résultat des opérations sanglantes, présentent un grand nombre de différences de forme et d'étendue ; elles présentent aussi des caractères variant avec la nature de l'instrument qui les a produites : l'étude du pansement de ces plaies constitue une des questions les plus intéressantes de la pratique chirurgicale.

Les plaies chirurgicales sont généralement produites par des instruments tranchants (*incisions*, *amputations*, etc.).

Quelquefois, mais bien plus rarement, elles sont

produites par des instruments *piquants* (ponctions avec le trois-quarts), ou encore elles sont produites par des instruments piquants et tranchants (ponctions avec le bistouri).

Ces différentes plaies chirurgicales par instruments tranchants peuvent consister en de simples sections produisant des divisions des tissus avec ou sans écartement des bords; mais toujours sans perte de substance (plaies des ligatures, des ouvertures d'abcès, des ponctions thoraciques et abdominales); d'autres fois, les plaies chirurgicales par instruments tranchants s'accompagnent de perte de substance, comme cela se voit dans les amputations des membres et dans l'ablation des tumeurs volumineuses.

Quelques instruments, fréquemment employés aujourd'hui, produisent des plaies chirurgicales dont les bords sont légèrement contus. Nous voulons parler des plaies produites par l'*écraseur linéaire* et les variétés de *serre-nœuds*.

Enfin, la *galvano-caustique*, l'*électrolyse*, employées avec tant de succès par M. le professeur Broca, la *cautérisation* avec la *pâte de Vienne*, le *chlorure de zinc*, les *flèches* produisent une dernière forme de plaies chirurgicales dont le pansement ne saurait être le même que celui des différentes formes énumérées plus haut.

Les plaies chirurgicales étant inégalement exposées aux complications, sont, par conséquent, plus ou moins bénignes selon des conditions qu'il n'appartient pas toujours au chirurgien d'éviter, mais qui doivent toujours être présentes à son esprit.

Au nombre des conditions qui influent sur la gravité plus ou moins grande des plaies, nous devons placer le *choix plus ou moins heureux du pansement ;* l'*âge de l'opéré ;* sa *constitution ;* enfin, l'*influence des milieux* (*influences nosocomiales*), et aussi bien certainement les *conditions de races*, etc.

DU PANSEMENT DES PLAIES CHIRURGICALES EN GÉNÉRAL.

Le pansement des plaies a une importance qu'il ne faut ni diminuer ni exagérer ; la connaissance complète et intime de la plaie et de ses phénomènes, telle que nous la possédons aujourd'hui, permet seule d'attribuer sa juste valeur au pansement. En parcourant les nombreux écrits qui traitent de cette question, on est frappé de l'importance que, jusqu'au commencement de ce siècle, les chirurgiens accordent aux divers modes de pansement et du peu d'attention qu'ils portent à ce qu'on pourrait appeler la partie médicale du sujet. En effet, dans les discussions qui tendent à établir la prééminence de tel mode de pansement, ils semblent oublier que le résultat dépend aussi d'influences générales qui ne sauraient être passées sous silence. Il faut éviter et cet oubli et cette exagération.

Les pansements les plus irrationnels, les plus délétères ont été pratiqués et suivis de guérison; les ressources de la nature ont été plus fortes que les obstacles. L'intervention un peu plus ou un peu moins fréquente de l'art assure moins la cicatrisation, qu'une constitution saine que le traumatisme n'a pas profondément troublée.

Le pansement d'une plaie peut être défini, avec Ph. Boyer (1), « une opération chirurgicale qui a pour but de faciliter sa cicatrisation par l'emploi de différents moyens thérapeutiques ». La nature, l'étendue, la profondeur, le siége, les complications de la plaie, l'écartement, la netteté ou les déchirures de ses bords, fournissent des indications qui font varier le pansement; mais celui-ci, quelle que soit la plaie, remplit une indication constante en la préservant du contact de l'air. Examinons donc l'action de l'air sur les plaies. Depuis Hippocrate elle a été considérée comme irritante par la plupart des auteurs anciens qui prenaient, en pansant les plaies, des précautions minutieuses pour les préserver de cette influence nuisible. Cette observation vérifiée de siècle en siècle est vraie, mais l'interprétation exacte ne pouvait être donnée qu'avec la connaissance de la composition de l'air. Aussi Ambroise Paré, comme Hippocrate, incline-t-il à rapporter l'action irritante de l'air à la basse température qu'il peut avoir relativement à celle des parties vivantes

(1) *Du pansement des plaies*, thèse de concours, 1842.

Cette influence était considérée comme un fait purement physique ; ce n'est qu'à partir de la découverte de Priestley que l'action chimique put être entrevue. Richerand, Boyer, Dupuytren cherchèrent dans leurs pansements à mettre les plaies à l'abri de cette influence irritante, qu'ils attribuaient à l'air à titre de gaz, influence que, par une réaction fréquente dans les questions scientifiques, d'autres observateurs, M. Velpeau en tête, diminuèrent et nièrent même complétement. L'influence excitatrice sur les plaies attribuée à l'air atmosphérique par Monro, Hunter et Thompson, est un fait expérimentalement démontré par les travaux des chirurgiens qui se sont livrés à l'étude des plaies sous-cutanées ; et M. Jules Guérin a insisté avec raison sur le rôle de l'oxygène comme agent d'excitation des plaies. M. Demarquay a cliniquement et expérimentalement donné la démonstration du fait.

L'influence délétère de l'air a été certainement exagerée, même quand il s'est agi de plaies sous-cutanées. L'air n'a pas sur les sections tendineuses sous-cutanées chez l'homme l'action fâcheuse qu'on supposait. Si, après l'introduction de l'air sous la peau, la piqûre des téguments vient à se fermer, l'air est absorbé et la cicatrisation s'effectue aisément. MM. Demarquay et Leconte ont démontré, dans des expériences (1) faites sur les animaux relativement à la réparation des ten-

(1) Demarquay et Leconte, *Archives de médecine*, 5e série, 1869, t. XIII.

dons dans les ténotomies sous-cutanées sous l'influence de l'air et de différents gaz, que l'introduction quotidienne de l'air au contact du tendon divisé ne s'oppose pas à la réparation, ne la retarde même pas d'une manière sensible. Les injections quotidiennes d'oxygène pur donnent à la plaie un mauvais aspect et retardent un peu la réparation du tendon. Si l'oxygène n'a pas des effets plus nuisibles, il faut l'attribuer au remplacement rapide de la petite quantité injectée par de l'acide carbonique. Ses effets sont autrement délétères quand il reste placé en grande quantité au contact des plaies exposées.

«Si sur une plaie simple et de bonne nature chez l'homme, on vient chaque jour mettre de l'oxygène au contact, voici ce qui se passe : Lorsque l'oxygène est resté sur la plaie pendant une ou plusieurs heures, on constate que les bourgeons charnus sont mous, rouges, mais avec une tendance à prendre un aspect grisâtre, et qu'ils sont comme revenus sur eux-mêmes; la plaie est recouverte d'une sérosité purulente généralement peu abondante; le pus, examiné au microscope, ne présente rien de particulier; mais le lendemain de cette expérience l'excitation peut devenir telle, qu'il faut absolument cesser l'application du gaz. Il est évident que, dans ce cas, il y a eu une action physico-chimique par l'oxygène appliqué, mais quel phénomène chimique s'est accompli au contact de ces bourgeons si vasculaires? C'est là ce qu'il nous est impossible de déterminer malgré l'importance de la question. Y a-t-il, comme dans le poumon, absorption d'oxygène et exhalation des autres gaz du sang? En quelle proportion l'oxygène est-il absorbé? C'est ce que nous ne pouvons dire. Mais ce qui est bien certain, c'est que l'oxygène amène dans la plaie un travail réactionnel, qui peut arriver promptement à un véritable travail inflammatoire (1). »

C'est par l'oxygène qu'il contient que l'air est un excitant des plaies; mais dans l'air, l'oxygène se trouve dilué, pour ainsi dire, par l'azote qui ne possède que des propriétés passives et peut être considéré alors, les faits le démontrent, comme un topique actif étendu d'une grande quantité d'eau. L'influence excitante de l'air atmosphérique est encore atténuée par ce fait d'observation, qu'au contact des tissus animaux il perd rapidement la presque totalité de son oxygène, que vient remplacer l'acide carbonique; de sorte que la plaie se trouve alors en contact avec un mélange d'azote, d'acide carbonique et d'une très-petite quantité d'oxygène. L'action irritante de l'air n'en est pas moins un fait démontré par l'expérience journalière et qui s'observe aux différentes périodes de la plaie. Chaque fois que la plaie est exposée à l'air, elle donne lieu à une douleur lancinante qui se dissipe graduellement ou même cesse tout à fait peu après que la plaie a été recouverte. Si on la découvre souvent, ses bords s'enflamment, et elle ne peut plus

(1) Demarquay, *Essai de pneumatologie*, p. 76. Paris, 1866

se cicatriser que par seconde intention. Si elle est parvenue à la période de suppuration, le contact de l'air est encore une cause de douleur et d'irritation. Cette action physico-chimique est-elle la seule que l'air atmosphérique exerce sur les plaies ? C'est la plus évidente, la mieux connue, la principale peut-être ; mais elle n'atteint que la cicatrisation qu'elle trouble et ralentit. L'air ne peut-il pas atteindre l'économie profondément, intimement, par l'intermédiaire de la plaie ? D'un côté, un organe nouveau doué d'une absorption considérable ; d'un autre côté, un fluide tout chargé d'émanations, de corpuscules, de miasmes, agents inconnus, mais réels, que la chimie n'isole pas, et dont l'économie seule est le réactif. La plaie n'est-elle pas la porte d'entrée de ces agents morbifiques intangibles ? N'est-ce pas ainsi que peuvent se comprendre en partie ces influences nosocomiales dues sans doute à des miasmes dont l'air est le véhicule, influences dont le chirurgien s'efforce en vain souvent de préserver les plaies et les sujets qui les présentent ? Mais sur ces questions la lumière est encore si peu faite, que l'interrogation et le doute sont seuls permis.

L'influence délétère attribuée à l'air sur les plaies est peut-être la cause la plus puissante qu'on a invoquée de tout temps pour établir en principe la rareté du pansement. Cette question de la rareté ou de la fréquence des pansements a constamment divisé les chirurgiens. Elle n'a jamais pu recevoir une solution définitive, et, tantôt négligée, tantôt reprise, elle a subi des alternatives qui reflétaient les différentes idées théoriques à l'égard des qualités du pus, de l'influence de l'air et de l'efficacité des topiques. Mais l'idée du pansement rare a fini par se dégager de toutes ces discussions et par s'imposer, sinon d'une façon absolue et définitive, du moins avec avantage dans la généralité des cas. Avant d'aller plus loin dans l'historique de cette question, il convient de s'entendre sur ces termes de fréquence et de rareté des pansements dont la valeur ne peut avoir dans la pratique rien d'absolu. Du temps où les plaies étaient découvertes deux fois par jour, Belloste a pu dire que le pansement d'une plaie, renouvelé tous les jours, était un pansement rare. Aujourd'hui on est loin de l'entendre ainsi; et, si difficile qu'il soit de donner une signification positive aux mots rareté et fréquence, puisque leur valeur varie suivant l'affection, les périodes de la maladie et une foule de circonstances, dans le langage clinique on arrive à une vérité de convention; et, pour les plaies et les ulcères, on appelle pansement ordinaire celui qu'on change chaque jour, pansements rares ceux qu'on renouvelle au bout de deux, trois, quatre jours et plus. Le pansement, comme celui des ulcères par la méthode de Bayton, qui n'est renouvelé qu'une fois ou deux pendant la durée un peu longue du traitement, constitue un pansement très-rare. Le pansement rare constitue un progrès en rapport avec une notion plus exacte de la plaie; et la connaissance des phénomènes physiologiques de celle-ci ne peut que contribuer à l'établir comme une méthode avantageuse dans un grand nombre de cas.

Si l'on jette un coup d'œil rapide sur l'historique de la question, on voit qu'elle a été soumise à des fortunes diverses. Dans l'antiquité, le rôle du chirurgien est actif et prévaut sur celui de la nature. Comme on en ignore les lois, on croit régir la cicatrisation, au gré de la volonté, au moyen de topiques dont le nombre se multiplie en raison des indications à remplir. Galien surtout indique les topiques les plus variés pour répondre aux diverses phases de la plaie. Celse les conseille également; mais, pour les plaies saignantes, il ne lève l'appareil que le troisième jour et ne procède au second pansement que le cinquième jour. Dans cette longue période du moyen âge, les idées de Galien dominent la pratique des chirurgiens arabes et des Arabistes. Les formules de médicaments topiques se multiplient encore. Au lieu de réunir les plaies profondes, on les dilate par des tentes, des bourdonnets qui permettent de déposer des médicaments variés jusqu'au fond de la plaie. Avicenne, Albucasis, Guy de Chauliac insistent sur les émollients, les abstergents, les détergents, les maturatifs, les incarnatifs. La seule circonstance qui, dans les premiers temps de la plaie, oblige parfois au pansement rare, c'est l'hémorrhagie. Ainsi, Galien dit de laisser quatre jours en place le pansement destiné à arrêter une hémorrhagie. L'usage des tampons, à la suite des plaies accidentelles, oblige à laisser l'appareil en place ; mais si l'hémorrhagie reparaît, ce qui est assez fréquent, il faut enlever le pansement pour la réprimer par les astringents et les caustiques. La ligature des vaisseaux trouvée, les conditions du pansement sont entièrement changées ; plus d'hémorrhagies à redouter pendant les premiers jours, et Ambroise Paré peut établir en principe que la levée du premier appareil doit avoir lieu le quatrième jour en été, et le cinquième en hiver. Ambroise Paré adopte et préconise l'usage des agglutinatifs qui tendait à s'introduire et décrit ce moyen sous le nom de suture glutinative. Mais cette suture et la ligature des artères ne passent pas tout de suite dans la pratique générale ; les qualités corrosives, délétères, attribuées au pus, contribuent à maintenir les lavages, les tentes et les topiques, et le pansement rare est ajourné.

Le livre de César Magatus (1), malgré ses idées théoriques, est une réaction intelligente contre la pratique de son temps, et marque un réel progrès dans l'histoire du pansement des plaies. C'est une étude approfondie de leur guérison, étude qui méritait par son importance d'exercer une plus grande influence. L'auteur a vu juste, malgré la physiologie du temps plutôt faite pour l'égarer. Hippocrate regardait le pus

(1) *De rara voluerum curatione, seu de vulneribus raro tractandis*, 1616.

comme nuisible par son humidité; aussi cherchait-il, au moyen de lotions virteuses, d'éponges fréquemment renouvelées, à sécher la plaie, le sec étant chose avantageuse. Ce n'est pas le topique, disait Magatus, c'est la chaleur naturelle qui sèche les plaies : or, elle se perd moins avec le pansement rare. C'était combattre l'erreur par l'erreur; mais à côté, voici une vérité importante qui brille. Il s'élève contre cette idée qui domine malheureusement toute la thérapeutique des plaies, que la cicatrice dépend du médicament en partie, en partie de la nature ; il la rapporte entièrement à celle-ci : *natura vero formam cicatricis inducat* (Lib. I, t. XXXIV, p. 61). Pour établir, à titre de méthode générale, la rareté du pansement, il s'appuie sur une idée fausse ; le pus ne constitue pas pour lui une substance nuisible, mais un topique utile préparé par la nature pour la réparation. Deux idées principales caractérisent le livre : rejet des moyens de pansements usités alors; renouvellement rare. La tendance naturelle des plaies est la guérison ; il faut éviter de l'entraver par les tentes, les bourdonnets et les topiques : il faut éviter aussi l'ablation du pus, les mouvements qui nuisent à l'agglutination et le contact irritant de l'air. Magatus conseille de couvrir la plaie avec de la charpie et de n'y toucher que tous les trois ou quatre jours; le pansement rare donne une suppuration moindre, occasionne moins de douleurs et amène une guérison plus rapide.

Très-peu intéressante pour une plaie peu étendue

et peu profonde, cette question de la levée du premier appareil et des pansements consécutifs, très-importante pour une plaie d'amputation par exemple, est pour ainsi dire à l'ordre du jour pendant une partie du XVIIIe siècle, par suite des progrès de l'art opératoire sous l'inspiration de l'Académie de chirurgie. Malgré Magatus, les plaies en suppuration étaient pansées tous les jours, plusieurs fois même ; les topiques, les tentes, les moyens dilatateurs fréquemment usités dans les plaies profondes. Belloste (1), Pibrac (2) et Lecat (3) réagirent contre la tendance générale, critiquèrent, dans différents mémoires, comme dangereux et inutile, l'emploi des topiques usuels ; le renouvellement fréquent du pansement, comme nuisible par les mouvements qu'il imprime et le froid auquel il expose la partie blessée, et montrèrent que le travail de cicatrisation est suffisamment aidé par les moyens de protection les plus simples, comme la charpie sèche. Pibrac insista sur ce point, que l'intervalle à laisser entre les pansements doit être plus long au commencement et à la fin qu'au milieu du traitement, et doit dépendre surtout de l'étendue de la plaie et de l'abondance de la suppuration. Il conseilla un procédé mixte, resté depuis dans la pratique ; c'est de laisser la charpie qui se trouve en contact immédiat avec la plaie et

(1) *Traité du chirurgien d'hôpital*, t. I, chap. XI.

(2) *Mémoires de l'Académie de chirurgie*, t. IV.

(3) *Prix de l'Académie de chirurgie*, t. I.

de ne renouveler que les parties extérieures salies du pansement.

A la suite des travaux de Belloste, de Pibrac et de l'Académie de chirugie, dit M. Gosselin (1), qui a fait l'historique complet de cette question, un usage général s'était établi pour le pansement des plaies un peu étendues, de celles surtout qui succèdent aux opérations sanglantes. Il consistait à lever l'appareil le troisième ou le quatrième jour, puis à le changer tous les jours. Telle a été la pratique à peu près uniforme des chirurgiens au commencement du XIXe siècle, et particulièrement celle de Pelletan, Boyer, Dupuytren, qui pansaient d'ailleurs la plupart de leurs plaies comme au temps de l'Académie de chirurgie, sans bourdonnets et sans tentes, mais aussi sans réunion.

« La réunion immédiate, si généralement adoptée en Angleterre après les travaux de J. Hunter, et un peu plus tard en France après les essais de Percy, après les publications de M. Roux et de Delpech, n'a pas changé d'abord cette manière de faire ; elle a changé seulement la raison de la levée tardive du premier appareil. A la suite du pansement sans réunion, on voulait attendre que la suppuration fût établie, et que l'imbibition des pièces du pansement en rendît l'ablation plus facile. A la suite de la réunion, il a paru important de laisser les parties dans un repos absolu, afin de ne pas déranger le travail adhésif. Le

(1) *Des pansements rares*, thèse de concours. Paris, 1851.

pansement au quatrième jour d'abord, et ensuite tous les jours, a donc continué à être adopté pendant les vingt premières années de ce siècle. »

Larrey (1), s'appuyant sur sa vaste expérience, remit en honneur le pansement rare. Il avait vu des blessés qui, après avoir été amputés sur le champ de bataille, étaient restés quelques semaines sans être pansés, et chez lesquels la cicatrice était achevée lorsqu'on enlevait l'appareil. Aussi donne-t-il le conseil, à moins de circonstances impérieuses, de ne pas lever l'appareil des amputations avant le septième, huitième ou neuvième jour. Cette réaction en faveur du pansement rare fut continuée par Josse (d'Amiens) et par Maréchal (2). Ce dernier proposait de laisser le premier appareil pendant douze à quinze jours sans y toucher. Le passage suivant, emprunté aux auteurs du *Compendium*, résume en quelque sorte les objections qui ont empêché la rareté du pansement de s'établir dans la pratique chirurgicale : « Malgré les résultats encourageants, nous ne pensons pas que la pratique de Maréchal doive prévaloir sur celle qui est généralement mise en usage. Elle n'offre en effet aucun avantage réel, et elle présente plusieurs inconvénients; car si la réunion a réussi, elle est assez solide au quatrième jour pour qu'on ne craigne pas de la détruire, en apportant au pansement les soins

(1) *Clinique chirurgicale*, t. I.
(2) *Archives de médecine*, 1833.

convenables; si, au contraire, elle a échoué, on s'expose, en laissant l'appareil pendant quatorze jours en place, à favoriser l'extension de quelque phlegmasie latente, à produire une irritation de la peau par le contact des bandelettes de diachylon, dont la substance emplastique est altérée à cause du contact du pus, à laisser s'établir des clapiers, des fusées purulentes, les bandelettes apportant un obstacle mécanique à l'écoulement du pus, etc.; tandis qu'en levant l'appareil au quatrième jour, si alors on s'aperçoit que la réunion ait échoué, on est à même de prévenir plusieurs des accidents qui précèdent, ou de leur porter un prompt remède (1). »

On s'est même élevé contre la rareté du pansement après la réunion immédiate des plaies; ce terme de quatre jours a paru trop long dans ce cas, et Lisfranc et Blandin, tout en reconnaissant, avec Hunter, Delpech, Serre et tous les cliniciens, l'importance du repos de la partie pour le succès de la réunion par première intention, ont insisté sur la nécessité de visiter la blessure, et ont conseillé de lever le premier appareil au bout de vingt-quatre heures. Cette pratique a reçu l'assentiment de beaucoup de chirurgiens.

(1) *Compendium de chirurgie*, t. I, p. 226.

PREMIÈRE PARTIE

DE LA RÉUNION IMMÉDIATE

L'étude des plaies démontre que leur cicatrisation s'effectue selon trois modes différents : par première intention, par granulation, et par un mode mixte ou réunion par deuxième intention. A chacun de ces modes de réparation répond un mode analogue de pansement. La réunion est l'indication la plus fréquente présentée par les plaies; qu'elle soit primitive ou secondaire, elle comprend deux termes fort distincts : l'adhésion et le rapprochement. L'adhésion est le travail auquel se livre l'économie et dont nous avons précédemment étudié les phénomènes, qui varient selon qu'elle est immédiate ou selon qu'elle est secondaire, c'est-à-dire qu'elle succède à la suppuration de la plaie. Le rapprochement est l'opération chirurgicale qui a pour but de mettre les bords de la solution de continuité dans des conditions favorables à l'adhésion. Le rapprochement primitif favorise l'adhésion primitive; l'adhésion secondaire est aidée ou déterminée par le rapprochement secondaire. Les plaies dont la réunion est inutile, nuisible ou impossible se réparent, après la période de suppuration, par un tissu cicatriciel de limite. Le pansement à plat est le seul applicable à ces plaies avec perte de substance. Dans chacun de ces trois modes de pansement, on distingue encore le premier pansement des pansements consécutifs.

Le chirurgien qui se trouve en présence d'une plaie accidentelle ou d'une plaie d'amputation ne peut fixer son choix qu'entre ces modes de pansement; les motifs qui le déterminent, loin d'avoir cette simplicité, sont, au contraire, extrêmement nombreux et complexes. Si l'on est porté à admettre en principe qu'il faut presque toujours chercher à obtenir la réunion par première intention, on est tout de suite conduit par l'expérience à retrancher dans l'application ce que la règle peut avoir de trop général ou de trop absolu. On distingne mieux les indications qui ne permettent pas de recourir à la réunion primitive et rendent seul possible le pansement à plat. On entrevoit dès la première heure la possibilité plus ou moins prochaine, pour une plaie qui doit suppurer, de la réunion secondaire. Au contraire, les indications de la réunion par première intention ne sont pas tellement précises qu'elles ne mettent parfois à l'épreuve la sagacité du chirurgien. Il ne doit pas toujours compter sur un succès appuyé sur les plus sages prévisions ; car dans les circonstances les plus favorables en apparence, la réunion immédiate échoue parfois.

La réunion immédiate a été connue presque de tout temps par les chirurgiens et usitée pour le pansement des plaies accidentelles. Ambroise Paré indique la suture glutinative, non-seulement dans les plaies accidentelles, mais aussi pour quelques plaies consécutives aux opérations. Malgré la vulgarisation de la ligature des artères, qui permettait de généraliser la réunion immédiate pour le traitement des amputations, ce procédé fut délaissé, et, au commencement de ce siècle, il était en France presque complétement abandonné. En Angleterre, au contraire, sous l'influence de John Bell, d'Alanson, d'Astley Cooper, la réunion immédiate fut mieux appréciée et prit, dans la pratique chirurgicale, une extension considérable. En Italie, Assalini contribua puissamment à son succès et à son adoption dans la chirurgie militaire. En France, elle continuait à n'être pas en faveur et rencontrait des adversaires dans Pelletan, Larrey et Dupuytren, lorsqu'en 1815 Roux la rapporta d'Angleterre et tenta de la rétablir dans la pratique. Depuis lors ses progrès, quoique lents, n'ont cessé d'être continus. Adoptée par A. Dubois, défendue par Maunoir (de Genève), acceptée par Gensoul, Rigal, vantée par Serre, patronnée par Delpech de Montpellier, la réunion immédiate fut favorablement jugée par Malgaigne, par Velpeau et M. Sédillot dans leurs traités de médecine opératoire ; ses avantages furent discutés et appréciés par Vidal et par M. Nélaton, dans leurs traités de pathologie externe, par les auteurs du *Compendium de chirurgie ;* et, sauf quelques faits qu'une expérience plus complète ne permet pas de rapporter au procédé, la réunion immédiate est applicable au plus grand nombre des cas et ne compte guère plus que des partisans. Les dissentiments qui ont cessé sur la valeur réelle de ce mode de réunion ne subsistent que sur les procédés à employer pour l'obtenir.

AVANTAGES ET INCONVÉNIENTS DE LA RÉUNION IMMÉDIATE

On a fait à ce mode de pansement différentes objections ; Pelletan lui reprochait d'exposer à l'hémorrhagie. On conçoit très-bien que, dans une plaie d'amputation, les petits vaisseaux divisés, crispés au moment de la blessure, laissent ensuite aborder et couler le sang lorsque la circulation et l'innervation se rétablissent. La chaleur et la souplesse des tissus rapprochés, loin d'exercer aucune action astrictive sur les extrémités sectionnées des petits vaisseaux, doivent, au contraire, favoriser l'écoulement sanguin qui, ne rencontrant aucune substance étrangère qui le gêne et l'arrête, tend à se continuer et à s'épancher dans la cavité de la plaie transformée ainsi en foyer sanguin. Le moindre inconvénient qui résulte de cette hémorrhagie consécutive, c'est la nécessité où le chirurgien se trouve de lever l'appareil de pansement et de décoller les lèvres de la plaie. Mais bien que des accidents sérieux puissent résulter de l'insuccès de cette tentative de réunion, et l'hémorrhagie peut par elle-même, lorsqu'elle est un peu abondante, déterminer des accidents très-graves en s'accumulant dans le fond de la blessure, le sang constitue un corps étranger qui s'oppose à l'adhésion et finit même par écarter les lèvres qui commençaient à adhérer ; en s'infiltrant dans le tissu cellulaire voisin, il y détermine la formation de ces collections, de ces fusées purulentes qui se manifestent aussi sous l'influence d'autres causes à la suite de la réunion par première intention. Les fusées purulentes et les abcès gangréneux qui surviennent, dans ce cas, au troisième ou au quatrième jour de la réunion succèdent, sans doute, à l'infiltration dans le tissu cellulaire des liquides épanchés par les surfaces qui n'ont pas été ramenées au contact.

La réunion immédiate est rarement complète, dans les plaies d'amputation surtout, la surface de la plaie est adhérente à elle-même en différents points et reste désunie çà et là. Les ligatures qui ne tombent guère que du douzième au seizième jour sont une cause de persistance de la plaie par la suppuration qu'elles entraînent. Les muscles peuvent ne pas se réunir, tandis que les téguments adhèrent dans une très-grande étendue ; il en résulte alors un moignon fermé en apparence, mais en réalité converti en une cavité abcédée présentant des pertuis fistuleux pour l'écoulement du pus. Il peut arriver qu'on méconnaisse la collection purulente; le travail de suppuration se substitue à celui de l'agglutination, et la guérison se trouve retardée, sinon entièrement compromise. La présence dans la plaie d'un os qui ne contracte pas des adhérences avec les autres tissus incisés, dans le même temps que ceux-ci mettent à se réunir, est considérée comme une cause inévitable de suppuration. On a fait aussi à la réunion par première intention deux objections qui en auraient nécessité l'abandon, si elles avaient été prouvées. On lui a reproché d'exposer aux érysipèles. Sanson (1) surtout l'a accusée d'exposer à la phlébite et aux résorptions purulentes. Il pensait que les veines, par suite de la stagnation du pus au fond de la plaie, sont disposées à s'enflammer. Or, rien n'est moins démontré que la fréquence plus grande de la phlébite à la suite de la réunion immédiate; comme le font remarquer les auteurs du *Compendium de chirurgie*, c'est même une complication à peine connue dans certaines localités, comme l'Italie et le midi de la France, où la réunion des plaies par première intention est d'un usage général. Quant à l'érysipèle traumatique, il tient le plus souvent à des causes générales, à des influences nosocomiales spéciales qui déterminent

(1) Thèse de concours, 1834.

son apparition et son degré de fréquence. On conçoit cependant que des tractions violentes exercées pour le rapprochement des bords de la plaie amènent un état de tension qui favorise l'inflammation, cause une sorte d'étranglement et dispose à l'érysipèle et à la formation de foyers purulents. Mais ce rapprochement violent des lèvres de la plaie, qui compromet évidemment la réunion immédiate, est une manœuvre qui ne doit pas être tentée.

Quelques-uns des reproches adressés à la réunion par première intention ont été retournés avec aussi peu de fondement contre la réunion médiate. On l'a accusée d'exposer à la phlébite, aux résorptions purulentes, aux abcès, à une suppuration dont la trop grande abondance, lorsque la plaie d'amputation est large, épuise les forces et compromet l'existence. La fièvre traumatique serait aussi plus marquée, et la rétraction plus considérable des parties molles amènerait la conicité du moignon.

D'après les partisans de la réunion immédiate cette méthode préviendrait, au contraire, la conicité du moignon et l'exfoliation de l'os ; en ne se hâtant pas de réunir, en attendant, suivant les circonstances, un certain temps qui permette le retour de la circulation dans la plaie sans que le contact de l'air devienne irritant en se prolongeant, on se met à l'abri des hémorrhagies consécutives et des accidents qu'elles peuvent ultérieurement causer ; le rapprochement par lui-même empêche l'hémorrhagie dans une certaine mesure, la phlébite et la pyohémie sont moins à craindre parce que la suppuration existe à peine. Le blessé ne subit aucun affaiblissement, il n'a pas à fournir à une suppuration qui l'épuise, et cette considération est d'une grande valeur chez des sujets débilités. Comme la réaction inflammatoire est presque nulle, les douleurs sont presque nulles également; et cette absence de douleur tient aussi à ce que la plaie réunie se trouve soustraite au contact irritant de l'air et des corps étrangers; pendant qu'elle guérit, elle est plus complétement à l'abri des influences miasmatiques qui déterminent, dans les hôpitaux surtout, des complications graves. Enfin la guérison elle-même est promptemen obtenue; une vaste plaie, profonde et multiple, se cicatrise dans la plus grande partie ou dans la totalité de son étendue, en dix, quinze ou vingt jours; la cicatrice, ordinairement régulière, est étroite, souvent même linéaire. Ces avantages sont d'une évidence difficile à contester.

« Si l'on étudie, dit très-justement M. Sédillot (1), les heureuses modifications apportées aux pansements des amputations par la réunion immédiate, on doit avouer que cette méthode est extrêmement précieuse, et les travaux des hommes de l'art doivent avoir pour but de faire disparaître les accidents dont on l'accuse et d'en rendre l'application plus fréquente et plus générale; néanmoins il serait fort difficile de se prononcer

(1) *Traité de médecine opératoire*, 3e édit., 1865, t. I, p. 346.

entre ceux qui s'en déclarent les partisans exclusifs et les chirurgiens qui s'en posent les adversaires. Ces derniers, en effet, se sont tellement rapprochés dans leur pratique de la réunion immédiate, qu'ils y ont cédé en la combattant. Personne aujourd'hui n'oserait adopter les anciens procédés de réunion médiate, heureusement fort peu employés, dans lesquels on bourrait la plaie avec de la charpie, de l'éponge ou de l'agaric, et l'on provoquait ainsi le refoulement des chairs, la saillie de l'extrémité osseuse et tous les accidents qui en étaient la suite et qui retardaient la guérison de six ou huit mois, dans les cas les plus heureux. Telle était la réunion médiate mise en usage par quelques chirurgiens ignorants et inexpérimentés, avant la méthode de Jonge et d'Alanson. Que cette méthode soit née du perfectionnement des procédés opératoires, il n'y a là aucun doute ; mais on peut dire aussi qu'elle y a beaucoup contribué, parce qu'il serait impossible d'en faire usage après une amputation dans laquelle l'os dépasserait les chairs, et que, sous ce rapport, elle impose nécessairement aux chirurgiens l'obligation de tailler le moignon en forme de cône creux, comme tout le monde le fait aujourd'hui ».

La réunion par première intention est évidemment le mode de pansement le plus prompt, le plus avantageux, celui dont les résultats répondent le mieux aux intentions du chirurgien. Loin cependant de l'ériger, comme Assalini, en méthode générale, nous croyons qu'elle ne doit pas être indistinctement appliquée à toutes les solutions de continuité. Contrairement à A. Cooper, nous pensons que la tentative de réunion qui échoue a d'autres inconvénients que l'insuccès lui-même, et que des accidents sérieux qui proviennent alors du gonflement, de l'étranglement, de l'inflammation des bords de la plaie eussent été prévenus si, dans le principe, celle-ci eût reçu le pansement qui lui convenait. Aussi loin d'être absolu et de généraliser, nous pensons rester dans le vrai et faire de la saine chirurgie, en n'adoptant en principe la réunion immédiate que dans les cas, très-nombreux d'ailleurs, où les conditions de la plaie semblent devoir favoriser le succès de cette tentative. Les larges lambeaux que nous avons l'habitude de tailler dans nos amputations, contribuent à assurer l'adhésion et réalisent les conditions les plus désirables pour ce mode de pansement.

CONDITIONS DE LA RÉUNION IMMÉDIATE.

Les conditions qui en autorisent l'emploi et en favorisent la réussite sont l'état récent de la plaie, la netteté de ses bords, la conservation de la vie dans les tissus divisés, le contact facile des deux lèvres. L'agglutination s'obtient d'autant plus aisément que le rapprochement suit de plus près la blessure. Si la plaie date de plusieurs heures, il n'y a pas de contre-indication ; mais, faite après vingt-quatre ou trente-six heures, la réunion a peu de chance de réussir. Lorsqu'il s'est écoulé un certain temps avant le pansement, l'exsudation de lymphe plastique qui succède à l'hémorrhagie s'est effectuée en pure perte, et de plus la surface de la plaie a été plus ou moins exposée à l'action irritante de l'air. Aussi l'habitude de laisser la plaie découverte avant de procéder au pansement, si elle a un avantage au point de vue de la réunion, celui d'éviter toute hémorrhagie consécutive, a un inconvénient sérieux, celui de rendre l'adhésion moins facile et moins sûre. La limite de cette expectation doit donc être restreinte, et, suivant les cas, le chirurgien attendra pour se mettre à l'abri de l'hémorrhagie, ou réunira tout de suite si cet inconvénient lui semble peu à craindre. Loin d'aider à l'adhésion, ainsi que le pensait Hunter, le sang épanché est au contraire un obstacle qui tend à écarter les lèvres de la plaie, comme le ferait un corps étranger, et celles-ci restent séparées lorsque le caillot interposé se détache sous l'influence de l'absorption qui s'exerce d'abord sur sa partie séreuse, puis sur sa portion solide. Les caillots sanguins, au lieu d'être résorbés, subissent une transformation qui leur donne les qualités du pus ; et c'est là une circonstance qui compromet la réunion primitive. Aussi, avant de la tenter, le chirurgien veillera soigneusement à leur enlèvement. C'est, dans les opérations d'anoplastie surtout, une condition essentielle pour la réussite. Les corps étrangers venus du dehors doivent être soigneusement extraits. On a vu, il est vrai, des fragments de verre, de métal, des projectiles assez profondément engagés et la plaie se cicatriser au-dessus d'eux, mais ce sont là des faits exceptionnels, qui ne sauraient infirmer le sage précepte de débarrasser la plaie des corps étrangers susceptibles d'en entraver la réunion.

La réunion primitive réussit d'autant mieux que les bords de la plaie sont nets et dans un état sain; elle est difficile ou même impossible s'ils sont fortement contus. Mais dans les plaies contuses, en réunissant les parties qui ne sont pas trop atteintes, on diminue d'autant l'étendue de la surface qui ne doit se cicatriser qu'après suppuration. Larrey et Roux, dans des cas semblables, ont enlevé avec le bistouri des parties qui étaient destinées à être éliminées et ont obtenu, par cette modification de la plaie, des réunions immédiates. Une autre condition favorable à l'adhésion, c'est que les deux lèvres de la plaie soient en communication facile d'innervation et de circulation avec les centres nerveux et circulatoires. Dans les opérations d'autoplastie et dans certaines plaies à lambeau, la réunion est parfois compromise, parce que cette condition est inégalement réalisée par les surfaces traumatiques. Cette condition d'ailleurs n'a rien d'absolu, car des parties détachées complétement du corps ont pu se réunir, si l'adhésion a été tentée assez tôt pour prévenir le mouvement de décomposition. Depuis Garengeot les faits de ce genre se sont multipliés. C'est une question qui, du reste, appartient plutôt à la pathologie chirurgicale qu'au pansement des plaies. On pourra essayer la réunion dans ce cas, sans croire beaucoup à sa réussite; en effet, comme une des parties ne jouit plus de la vie, l'agglutination suivra rarement sa réapplication.

L'adhésion est d'autant plus exactement obtenue que les tissus réunis sont homogènes, que l'os correspond à l'os, le muscle au muscle, le tissu adipeux au tissu adipeux, et que la peau est contiguë à elle-même. Le tissu cellulaire et la peau sont doués au plus haut degré de la propriété de s'agglutiner; d'autres tissus au contraire, comme les cartilages, se prêtent difficilement à la réunion, même avec des tissus dont l'adhésion est aisée. Nulle partie du corps n'offre au même degré que la face les conditions favorables à la réunion immédiate; en effet, les tissus cutané, cellulaire et musculaire y constituent comme un seul et même tissu parcouru par un très-grand nombre de vaisseaux sanguins. Du reste, l'affrontement des tissus homogènes, qu'on ne peut pas toujours effectuer, n'est pas une condition nécessaire pour le succès. Rarement aussi les lèvres de la plaie peuvent arriver au contact parfait dans toute leur étendue; le chirurgien doit chercher à le rendre aussi exact que possible, mais en évitant les tiraillements qu'un rapprochement trop intime ne manquerait pas de produire. Le gonflement que les bords doivent présenter bientôt, tend naturellement à les rapprocher; cette tuméfaction augmenterait par le fait de la constriction, et il pourrait en résulter des accidents graves. Aussi lorsque dans une amputation il n'y a pas assez de peau ou de parties molles pour que le contact soit aisé entre les lèvres de la plaie, l'opérateur ne doit-il pas tirer fortement sur les parties molles pour produire une réunion immédiate impossible. Ce serait exposer le malade à des souffrances pénibles, à l'inflammation et à la suppuration du moignon et aux conséquences les plus graves, si la tentative n'était pas abandonnée pour un autre mode de pansement.

MOYENS DE RAPPROCHEMENT.

Certaines dispositions préliminaires doivent être prises par le chirurgien avant le rapprochement des bords d'une plaie. Il doit en faire le lavage avec de l'eau tiède, au moyen d'une éponge fine ou d'un linge fin ; et, autant que possible, il évitera lors du premier examen ce lavage, qu'il serait obligé de recommencer au moment du pansement. Si la plaie intéresse le cuir chevelu ou un endroit couvert de poils, la partie devra être préalablement rasée. Les ligatures doivent avoir pour effet d'arrêter définitivement l'hémorrhagie, sans nuire ultérieurement à la réunion. Elles n'en constituent pas moins un obstacle plus ou moins léger dont les inconvénients peuvent être atténués. La longueur laissée aux fils, la direction qu'on leur donne peuvent varier suivant les cas. Delpech, pratiquant des opérations, des amputations dans un hôpital où régnait la pourriture, coupait les deux bouts du fil près du nœud qu'il laissait dans la plaie; il aimait mieux, dans ces circonstances exceptionnelles, s'exposer aux conséquences légères de petits abcès qui se développent autour du nœud pour l'élimination, sans détruire presque jamais la plus grande partie de la cicatrice déjà obtenue. D'habitude on coupe un des bouts du fil près du nœud et l'on ramène chaque fil isolément par le plus court chemin de l'intérieur à l'extérieur de la plaie, ou on le fixe par une substance emplastique pour éviter des tiraillements dans les pansements subséquents. Lorsque la plaie ne peut ou ne doit pas être réunie dans toute son étendue, tous les fils sont rassemblés en un seul paquet qu'on ramène à l'extérieur par le point le plus déclive. Comme, en définitive, la ligature ne laisse pas de présenter quelques inconvénients au point de vue de l'adhésion, on ne lie que les artères d'un certain calibre, et l'on soumet à la torsion celles que, malgré leur petit diamètre, il ne serait pas prudent d'abandonner à elles-mêmes. Pour ces petits vaisseaux, d'ailleurs, l'affrontement des lèvres de la plaie tend jusqu'à un certain point à arrêter l'hémorrhagie par compression; la réunion constitue un moyen hémostatique dans ce cas. C'est, dans une mesure restreinte à de minimes proportions, la suture suppressive de Guy de Chauliac qui, dans les grandes plaies, maintenait solidement la réunion par des points de suture, dans le but de résister à l'hémorrhagie.

Le chirurgien, pour opérer le rapprochement des urfaces avivées, dispose de cinq ordres de moyens qu'il emploie seuls, ou plus ordinairement en les combinant entre eux; ce sont : le repos, la position, les bandages, les agglutinatifs et la suture.

Le repos est la condition essentielle de la réunion immédiate, et suffirait seul dans les plaies sans écartement des bords; mais c'est une condition qui n'est pas toujours aisée à remplir. Si la région où siége la plaie est agitée de mouvements répétés et étendus, les surfaces affrontées éprouvent des tiraillements nuisibles à l'adhésion. Le repos de la partie lésée est d'ailleurs assuré par les moyens divers qui servent au rapprochement.

La position a une extrême importance et comprend la position générale du corps et celle de la partie blessée. Le corps entier doit être placé d'une façon variable suivant chaque espèce de plaie, mais favorisant toujours le rapprochement des bords. Que la peau et les muscles soient coupés transversalement, que la plaie soit longitudinale, que la blessure divise obliquement les fibres musculaires, qu'elle intéresse des couches musculaires superposées dont les fibres présentent des directions différentes, comme à l'abdomen par exemple, le précepte général est de donner aux parties une position qui les mette dans le relâchement. Contrairement à l'opinion de Boyer qui, assimilant la plaie longitudinale à une boutonnière dont la fente se ferme lorsqu'on en étire les angles, conseillait de mettre la partie blessée dans une position telle que la tension des tissus pût déterminer l'allongement de la plaie et le rapprochement de ses lèvres, les auteurs du *Compendium de chirurgie* pensent que, dans ce cas comme dans tous les autres, la réunion est facilitée par le relâchement des muscles, qui a en outre l'avantage d'être peu douloureux et de moins exposer à l'inflammation. Aussi énoncent-ils ce précepte comme ne souffrant aucune exception. La position peut être obtenue par les bandages les plus simples lorsque la plaie occupe certaines régions; des appareils, des gouttières, des bandages compliqués sont nécessaires pour assurer l'immobilité dans beaucoup de cas. Les plaies transversales et antérieures du cou, par exemple, réclament un bandage qui maintienne la flexion de la tête. Il suffit d'indiquer ces particularités sans avoir besoin d'y insister. Nous ne parlerons aussi que pour mémoire des bandages unissant des plaies longitudinales et des plaies en travers, consistant en un système de bandes découpées à l'une de leurs extrémités en lanières qu'on engage dans un nombre égal de boutonnières pratiquées sur l'autre chef de la bande. On détermine le rapprochement en tirant les deux chefs en sens opposé et on le maintient par de nouveaux circulaires. Les applications des bandages unissants sont restreintes aujourd'hui à quelques cas particuliers où elles ne s'emploient plus seules, à certaines plaies de la cuisse, du ventre et de la poitrine. Infidèles, lourds, difficiles à appliquer et à supporter, ils sont remplacés avec avantage par des moyens plus simples : les agglutinatifs et la suture.

La suture, employée de tout temps depuis les chirurgiens arabes jusqu'à nos jours, n'a plus pour but principal de s'opposer à l'hémorrhagie, mais de procurer la réunion par première intention. C'est une opération dans laquelle on traverse les lèvres d'une plaie au moyen de fils ou de tiges métalliques, dans le but d'en déterminer le rapprochement. Il existe un très-grand nombre de sutures ; les anciens chirurgiens en avaient multiplié les variétés. Notre intention n'est pas de les rappeler toutes, ni même de décrire minutieusement les principales, celles qui sont restées dans la pratique, comme la suture à points séparés, l'enchevillée, l'entortillée, la suture profonde. Cette description est plutôt à sa place dans un livre de médecine opératoire. Dans un ouvrage sur le traitement des plaies, il vaut mieux étudier les sutures au point de vue de leurs inconvénients et en comparer les résultats à ceux que procurent les autres moyens de rapprochement. Il existe des règles générales applicables à toutes les sutures et des règles particulières à quelques-unes d'entre elles, comme il y a des sutures d'une application presque générale et d'autres spéciales à certaines plaies et exigeant l'emploi d'instruments spéciaux : telles sont les sutures qui se pratiquent sur le voile du palais, les intestins et la paroi vésico-vaginale. Les sutures les plus employées peuvent se diviser en plusieurs catégories : ce sont les sutures à fils de lin ou de soie, qui comprennent la suture entrecoupée, celle à points continus ou en surjet, l'enchevillée, la suture à points passés ou en zigzag, la suture à anses, la suture en bourse. La suture à épingle comprend la suture entortillée classique et la modification de Rigal (de Gaillac), qui à l'entortillement des fils substitue une bande étroite de caoutchouc retenue sur une des lèvres de la plaie par la tête de l'épingle et rapprochant l'autre lèvre par son élasticité, lorsqu'après l'avoir étirée par sonextrémité libre, on la fixe en la présentant à la pointe de l'épingle qui la traverse. La suture profonde forme une troisième catégorie renfermant différents moyens plus ou moins compliqués, mais dont le but est le même : embrasser une assez grande profondeur des tissus et rapprocher les parties les plus creuses de la plaie. Dans ces dernières années, les sutures à fils métalliques ont pris dans la pratique chirurgicale une importance diversement jugée, et ont reçu des applications toutes spéciales.

Il est un procédé de réunion qu'on est naturellement porté à rapprocher des sutures à cause de son action. Les serres-fines dont Vidal a vulgarisé l'emploi sont formées, on le sait, par un fil d'argent ou de laiton enroulé à sa partie moyenne en une double spirale qui fait ressort ; les branches qui se croisent se terminent chacune par deux petits crochets. En comprimant entre les doigts les deux côtés de la serre-fine, les crochets s'entr'ouvrent et, en cessant la pression, ceux-ci se rapprochent et exercent une constriction permanente sur les lèvres de la plaie qu'elles étreignent. Ce mécanisme leur permet d'agir aussi comme moyen hémostatique. On peut étendre avec avantage l'usage des serres-fines à beaucoup de plaies; elles n'exigent et ne permettent d'ailleurs aucun autre pansement. C'est ordinairement pour les plaies peu profondes qu'elles sont usitées, pour celles surtout qui intéressent des parties où la peau est très-fine, comme au prépuce et aux paupières. On doit les appliquer en grand nombre ; au bout de douze heures en retirer quelques-unes et ôter les autres lorsque les adhérences sont formées. Du troisième au quatrième jour on enlève les dernières, souvent même beaucoup plus tôt.

Les sutures à fil se font au moyen d'aiguilles droites ou courbes, dont la tige est tranchante dans une certaine étendue à partir de la pointe. La suture à points séparés (entrecoupée) se fait avec des fils cirés de soie ou de lin, engagés entre les lèvres de la plaie et noués isolément. On prend, pour la pratiquer, autant d'aiguilles qu'il y a de points de suture à faire, et les fils isolés, noués du côté de la peau, forment des anneaux qui maintiennent les bords de la plaie en contact. Le nombre de ces anneaux doit être assez grand pour que la plaie ne bâille point entre eux, et le degré de constriction ne doit être ni trop faible ni surtout trop fort : il varie d'ailleurs suivant la nature et la densité des bords, et c'est l'expérience seule qui indique le degré convenable. La suture entrecoupée est d'une application très-générale ; c'est à elle qu'on a recours lorsqu'on veut fixer les lambeaux d'une vaste plaie. Elle reste ordinairement en place quatre ou huit jours, et ce temps varie suivant le degré de tension inflammatoire de la plaie, suivant qu'il existe ou n'existe pas de déchirure, d'érysipèle ou toute autre complication. Lorsqu'à la suite du gonflement, des déchirures sont imminentes, le nœud en rosette doit être défaît et remplacé par un autre moins serré. Dans certains cas, il faut même couper le fil en sacrifiant la suture. Quand la réunion est assez avancée pour permettre l'enlèvement des fils, on les extrait successivement, à plusieurs reprises ou en une seule séance. On doit employer la plus grande douceur en glissant à plat près du nœud les ciseaux qui coupent le fil, en retirant le fil d'une main, tandis que de l'autre on soutient légèrement les parties molles. Le trajet que parcourt le fil étant en suppuration le laisse sortir sans effort. Les petites ouvertures se cicatrisent aisément, et la cicatrice toute récente et faible a besoin ordinairement d'être soutenue et protégée par un bandage. Ces considérations pratiques sont également applicables aux autres espèces de sutures à fil.

La suture en surjet se pratique au moyen d'une seule aiguille portant un fil plus ou moins long, traverse à des intervalles égaux les deux lèvres de la plaie de droite à gauche et un peu obliquement, et décrit ainsi une sorte de spirale autour de la solution de continuité. Cette suture peut avoir pour inconvénient de froncer la peau, mais il est facile d'y remédier par une compression légère. Lorsqu'elle n'est plus nécessaire, on coupe le fil d'un côté très-près de la peau et on le retire du côté opposé.

La suture en faufil ou en zigzag se fait avec une aiguille armée d'un long fil, qui traverse de droite à gauche les deux lèvres à l'une des extrémités de la plaie, pénètre à quelques lignes de distance du point où elle vient de sortir et du même côté, et ressort en sens opposé, ou de gauche à droite. L'aiguille répète le même trajet jusqu'à l'autre extrémité de la plaie, et les deux bouts du fil sont noués ensemble ou fixés séparément. Le zigzag est formé par les parties extérieures du fil, égales entre elles et sensiblement parallèles à la solution de continuité et par les parties cachées du fil qui, en se continuant avec les premières, croisent obliquement la solution de continuité. Cette suture est peu employée, et, comme l'enchevillée, elle ne recouvre pas la surface extérieure de la plaie. La suture du pelletier se fait aussi avec un seul fil et une aiguille qui passe alternativement au-dessus et au-dessous de chaque côté des bords de la plaie. L'affrontement est exact, mais les jets de fil restent entre les lèvres, ce qui n'est pas sans inconvénient ; aussi n'est-ce guère que quand les bords de la plaie tendent à chevaucher que cette suture est employée.

La suture à anses, applicable aux plaies de l'intestin, lorsqu'on veut retenir celui-ci près de la plaie extérieure, se pratique comme la suture à points séparés; seulement les fils, au lieu d'être noués séparément, sont tordus en un même faisceau qu'on assujettit au bandage.

Pour la suture enchevillée, il faut autant de fils que de points de suture et un nombre double de petits rouleaux de bois ou de diachylon. Chaque fil, plié en double et armé d'une aiguille, est porté au travers des bords de la plaie, de manière que l'extrémité de l'anse soit à droite et que l'autre extrémité, qui est double lorsque l'aiguille est retirée, réponde au bord gauche. Les petits rouleaux sont engagés à droite dans les anses des fils dont les extrémités sont nouées en rosette, à gauche, sur des rouleaux semblables. Cette suture, qui laisse la plaie à découvert, peut être enlevée facilement; elle réunit très-bien le fond des plaies, mais en laisse les bords légèrement écartés.

La suture à épingles est la suture entortillée si utilement usitée dans la pratique chirurgicale. Elle se pratique avec de longues épingles de différentes grosseurs, et pour les sutures délicates avec des épingles d'entomologiste. On fixe la première épingle dans le point dont il est le plus important d'assurer l'adhésion; les autres traversent successivement les deux lèvres de la plaie en nombre suffisant pour que celles-ci soient affrontées dans toute leur étendue. Le rapprochement est maintenu par un fil croisé en huit de chiffre trois ou quatre fois autour de la première épingle, et dont les extrémités se croisent en se dirigeant vers la seconde épingle autour de laquelle elles décrivent la même figure, se croisant ainsi entre les épingles, s'enroulant autour de chacune jusqu'à la dernière, où la suture est arrêtée par un nœud latéral. Si les épingles sont trop longues, on retranche leur extrémité avec des ciseaux. On protége les lèvres de la plaie à l'aide d'une bandelette de sparadrap glissée de chaque côté sous les extrémités des épingles. On aisse les épingles en place ordinairement de trois à cinq jours, et elles doivent être extraites avec une grande douceur. Tant qu'ils adhèrent à la plaie, on peut laisser les fils qui, en pressant sur les téguments, ont maintenu la réunion. La suture, entortillée par sa régularité et sa solidité, assure le plus souvent la réussite de la réunion par première intention ; très-employée pour l'opération du bec-de-lièvre, elle convient surtout pour la réunion des lambeaux cutanés.

Le choix à faire entre ces différentes sutures varie suivant une foule de circonstances. Les plaies de certaines régions, comme les paupières, le voile du palais, le prépuce, réclament l'emploi de la suture à points passés. Quand il faut agir sur des plaies un peu profondes, comme dans la suture du périnée, on peut recourir avec avantage à la suture enchevillée, d'après l'exemple de Dupuytren, de Roux, de Dieffenbach. Les sutures profondes, qui ont pour but de réunir à la fois les parties profondes et les bords des plaies, consistent en différents moyens, dont les plus simples sont de longues aiguilles courbes munies à leurs deux extrémités d'un petit tampon de liége qu'on peut rapprocher à volonté. Ces aiguilles, qui traversent une assez grande épaisseur de tissu, rapprochent les parties profondes de la plaie, dont les lèvres ont quelquefois besoin d'être ramenées au contact par une suture superficielle.

M. Laugier (1) a proposé un mode de réunion très-simple qui consiste, dans les plaies d'amputation, à maintenir les chairs en avant et adossées d'un côté à l'autre de la plaie au moyen de deux plaques de liége qui embrassent presque circulairement le moignon depuis la base jusqu'au sommet, qu'elles dépassent, et dont la pression est rendue plus douce par l'interposition de circulaires d'amadou. L'extrémité libre des plaques est digitée, et les digitations correspondantes sont amenées au contact lorsqu'on noue les fils dont chacune d'elles est traversée.

Les sutures métalliques méritent de nous arrêter un instant, à cause de la grande place qu'elles tiennent dans la chirurgie anglaise et américaine et du rôle qu'elles jouent dans des cas spéciaux, comme la fistule vésico-vaginale. Marion Sims, Baker-Brown, Langenbeck, Bozeman ont vulgarisé l'emploi de ces sutures. Les fils en sont de fer recuit ou d'argent; les fils d'argent sont préférés par Sims et par Bozeman. Ces fils sont passés à travers les bords de la plaie, soit au moyen de fils de soie auxquels ils sont réunis, soit à l'aide d'instruments, comme l'aiguille creuse de Simpson. Si le fil est de fer recuit, les deux chefs

(1) *Comptes rendus de l'Acad. des sciences*, 1859.

peuvent être noués; on les tord, s'il est d'argent. La suture en bouton de Bozeman, qui sert surtout pour la réunion des bords avivés de la fistule vésico-vaginale, consiste en une lame de plomb de forme ovalaire, le plus souvent déprimée à son centre par une gouttière destinée à contenir les parties un peu saillantes de la plaie et percée d'un nombre de trous égal au nombre des fils de la suture et distants entre eux de la même quantité que ces fils. Quand les fils d'argent ont été passés à travers les lèvres de la plaie, afin d'en assurer exactement le contact, chaque fil est successivement introduit dans l'ouverture d'un bouton aplati que porte une tige terminée par un manche. Cet instrument, l'ajusteur de la suture, est glissé de la main droite le long des chefs opposés du fil, jusqu'à ce que le bouton arrive au contact des tissus, tandis que ces mêmes chefs sont solidement tenus de la main gauche. Cette manœuvre détermine un rapprochement intime et qui se maintient. Alors on introduit les deux chefs de chacun des fils dans les trous correspondants de la lame de plomb, qui est glissée jusqu'à la plaie qu'elle doit très-exactement recouvrir et protéger; en appliquant une seconde fois l'ajusteur par dessus la plaque, on assure plus complétement la position de celle-ci. Pour la maintenir, au lieu de tordre simplement les fils, on les introduit dans des grains de plomb perforés ou dans les anneaux de plomb de Galli, et, à l'aide d'une pince on coule ces grains ou ces anneaux jusqu'à la plaque contre laquelle on les écrase avec un davier; les extrémités des fils sont ensuite coupées et repliées sur elles-mêmes. Dans cette suture la lame de plomb agit comme une attelle protectrice qui recouvre et soutient la plaie, tout en supportant l'effort de la torsion des fils. Ceux-ci, quoique réunis sur une seule plaque, ont sur l'adhésion une action isolée et distincte; aussi ce mode de réunion procure-t-il un repos complet et un affrontement exact des parties.

Les sutures métalliques ont été vantées outre mesure et injustement dépréciées; elles peuvent être utiles dans un très-grand nombre de circonstances, à cause de leur finesse plus grande et de l'avantage qu'elles ont sur les fils de lin, de chanvre ou de soie, d'être moins irritantes et de pouvoir rester dans l'épaisseur des tissus, sans y développer d'inflammation. Plus encore avec les fils métalliques qu'avec les autres fils, il faut éviter, dans le rapprochement des plaies, d'exercer des tiraillements, car dès qu'ils étranglent les tissus, ceux-ci s'ulcèrent et se coupent très-rapidement.

Outre les sutures, le chirurgien dispose, pour le rapprochement des plaies qu'il veut réunir, d'un autre ordre de moyens incarnatifs; ce sont les substances emplastiques dont l'usage est très-répandu et l'efficacité reconnue. Il ne faut pas leur demander les mêmes effets qu'on peut attendre des sutures; celles-ci agissent sur les parties profondes en même temps que sur les parties superficielles de la plaie. Les agglutinatifs n'ont d'action que sur la peau, et cette action ne peut être augmentée que par la longueur des bandelettes. Bornée à la peau, elle ne peut rapprocher avec celle-ci que les parties qui sont adhérentes au tégument; les parties qui sont séparées de celui-ci par une couche de tissu cellulaire échappent toujours à cette action. On a donné le nom de suture sèche à ce mode de pansement par les agglutinatifs. En France, on se sert de sparadrap, de diachylon; en Angleterre, d'ichtyocolle dissoute dans l'esprit de vin et étendue sur du taffetas. On a proposé un mélange gélatiniforme de gomme laque dissoute dans l'alcool. Le collodion peut être employé avec succès dans certains cas.

Le sparadrap de diachylon est découpé en bandelettes d'une longueur variable et d'une largeur de 2 à 3 centimètres environ. Ces bandelettes, échauffées légèrement au moment même, sont appliquées de deux manières. On colle une des moitiés de la bandelette sur un des côtés de la plaie parfaitement nettoyée et essuyée, puis en rapprochant les lèvres de celle-ci, on tire sur la bandelette que retiennent les doigts d'un aide et l'on colle sa seconde moitié en pressant doucement avec la main suivant son axe. Ou bien on peut aussi, les bords de la plaie étant mis en contact, appliquer à son centre le milieu de la bandelette dont les deux bouts sont collés ensuite de chaque côté. La première bandelette doit être mise sur le milieu de la longueur de la plaie et les autres successivement entre la première et les angles de la plaie. Les bandelettes doivent être perpendiculaires à la blessure ; celle-ci est-elle rectiligne, elles seront toutes parallèles ; est-elle irrégulière, elles seront croisées en différents sens. Leur nombre varie suivant que le rapprochement est plus ou moins aisé à déterminer et à maintenir ; dans certains cas, la totalité de la surface de la plaie est recouverte par les bandelettes.

On a donné le nom de suture sèche à un mode de réunion dans lequel les agglutinatifs s'emploient d'une façon différente. On colle de chaque côté de la plaie des emplâtres agglutinatifs de largeur suffisante et dont la longueur égale celle de la plaie, et l'on coud leurs bords par la suture du pelletier. Le taffetas d'Angleterre s'applique comme le sparadrap de diachylon ; il suffit, on le sait, d'humecter légèrement la couche d'ichtyocolle qui le recouvre. A l'hôpital du Midi, M. Ricord a employé pendant longtemps, avec le plus grand succès, le sparadrap fait avec l'emplâtre de Vigo. Le collodion, par la force de rétraction qu'il possède, est un agent très-puissant de réunion ; inaltérable à l'eau, il forme un enduit protecteur qui dure au moins quinze jours sans se rompre. Il sert à réunir de petites plaies, soit qu'on les recouvre d'une simple couche, soit qu'on les affronte au moyen de bandelettes trempées dans le liquide et appliquées avant sa dessiccation.

Une fois l'indication principale remplie par le rapprochement des bords de la plaie à l'aidedes agglutinatifs ou des sutures, on s'occupe de compléter le pansement. Quelquefois les moyens incarnatifs constituent tout le pansement; dans les plaies de la face, après les sutures des lambeaux autoplastiques, certains chirurgiens, les auteurs du *Compendium* entre autres, s'en tiennent à l'application des aiguilles et des fils. Pour les plaies des autres régions, on a l'habitude de les recouvrir, après la réunion, d'un linge fénêtré, de gâteaux de charpie, de compresses et d'un bandage qui maintient le pansement.

Maintenant si nous comparons les deux ordres de moyens incarnatifs, les agglutinatifs et les sutures, nous verrons que chacun d'eux, à côté de grands avantages, présente quelques inconvénients; qu'ils ne peuvent pas être indifféremment substitués l'un à l'autre, et que, dans certains cas, ils doivent être associés pour assurer la réussite. L'expérience a prononcé depuis longtemps et fait justice des exagérations du mémoire de Pibrac; elle a définitivement établi les avantages de la suture, et c'est grâce à celle-ci que la méthode autoplastique a conquis une si grande faveur. On a reproché aux sutures d'étrangler les plaies et, lorsque le gonflement inflammatoire est produit, de sectionner les parties. Ainsi la suture à points passés augmenterait dans ce cas la difformité de la cicatrice; les fils, en coupant les petits ponts de peau compris entre leurs anses, formeraient plusieurs petites cicatrices qui s'ajouteraient à la cicatrice principale. Mais en évitant de tirailler les lambeaux pour obtenir un rapprochement trop exact, on peut prévenir ce gonflement inflammatoire et, lorsqu'il s'est produit, en surveillant la suture, il est aisé de faire cesser les accidents, en relâchant ou en supprimant le point qui cause une striction trop forte. On peut, par cette surveillance attentive, éviter la difformité que la suture à points passés détermine parfois. La suture entortillée y expose beaucoup moins et la suture enchevillée n'est guère passible de ce reproche. Un autre reproche qu'on a adressé aux sutures, c'est de n'agir qu'à la surface des plaies et de n'en pouvoir réunir les parties profondes.

D'abord, ainsi que nous l'avons vu, il est certaines sutures destinées à agir profondément ; en outre, il est certaines parties isolées par leurs deux faces, comme les lèvres, le voile du palais, dont toute l'épaisseur ou une grande partie de l'épaisseur peut être traversée. Il ne faudrait pas, par une application maladroite du procédé et en vue d'affronter les parties profondes d'une plaie, faire passer la suture à travers des muscles dont les contractions ne pourraient que compromettre la réunion. Ce rapprochement exact des parties profondes n'est pas d'ailleurs indispensable pour le succès, et, alors que se produirait un épanchement sanguin, il pourrait se résorber comme dans une plaie sous-cutanée, ou, en écartant dans une petite étendue les lèvres de la plaie, s'écouler au dehors sans beaucoup nuire à la cicatrisation. En général les sutures ne doivent intéresser que la peau et le tissu cellulaire sous-cutané.

D'une utilité incontestée aujourd'hui dans les opérations d'anaplastie, les sutures, si elles ne peuvent être appliquées à toutes les plaies, sont employées avec avantage dans celles du cuir chevelu, de la peau, de la mamelle, du périnée, pour des plaies de toutes formes et situées en un grand nombre de points différents, elles ont encore cet avantage de pouvoir être appliquées partout.

Les agglutinatifs, au contraire, ne peuvent être employés que dans des conditions plus restreintes, et alors ils donnent des résultats analogues à ceux que procurent les sutures. On leur a reproché d'être parfois infidèles, d'être facilement soulevés et déplacés par les liquides que sécrète la plaie et par les mouvements du blessé. Ces inconvénients sont aisément réparés quand on surveille la plaie convenablement. On leur a adressé un autre reproche, au sparadrap de diachylon surtout, celui d'irriter la peau et de causer l'érysipèle. L'érythème léger que déterminent les bandelettes appliquées sur une peau très-fine ne rappelle pas par ses caractères le véritable érysipèle traumatique. Dans les cas où celui-ci, débutant aux environs de la plaie, a commencé sous les bandelettes, n'y a-t-il pas simple coïncidence et n'aurait-il pas apparu malgré un autre mode de pansement ? L'érysipèle traumatique est déterminé par l'influence de causes générales, la bandelette agglutinative ne peut agir tout au plus que comme cause occasionnelle. Dans certaines circonstances, les agglutinatifs en venant en aide aux sutures assurent un rapprochement plus complet et une adhésion plus exacte. Ainsi dans les sutures profondes, tandis que les aiguilles rapprochent les parties creuses et profondes de la plaie, les bandelettes en ramènent les lèvres au contact. Les bandelettes peuvent aussi favoriser l'action de ces sutures, en agissant par leur application sur une grande surface et en rapprochant par compression les parties profondes.

Les points de suture ne doivent être enlevés généralement que du troisième au cinquième jour. On peut les ôter le troisième jour chez les enfants; attendre jusqu'au cinquième chez l'adulte, lorsque la peau n'est ni enflammée ni sectionnée. Les pièces de pansement qui recouvrent la plaie doivent être enlevées pour qu'on puisse reconnaître son état; le chirurgien évitera, en levant et en renouvelant l'appareil, d'exercer aucun tiraillement sur les points de suture ou sur les tiges métalliques laissées en place. Nous avons dit les précautions qui doivent être prises lorsqu'il s'agit d'ôter les fils. S'il s'agit d'une suture entortillée, le chirurgien saisit la tête de l'aiguille ou de l'épingle avec des pinces à pansement, et appuyant le doigt sur le côté de la plaie où se fait la traction, il extrait la tige métallique. Si l'aiguille est à fer de lance, il la tire par la pointe. Les fils, s'ils sont adhérents, sont laissés en place et remplacés le lendemain par des bandelettes agglutinatives. Lorsqu'on doit lever l'appareil d'une réunion immédiate par les bandelettes de diachylon gommé, si elles sont appliquées à la face, à la poitrine, sur une large surface, on soulève les extrémités de toutes les bandelettes d'un côté, ensuite celles du côté opposé et on les détache avec précaution, jusqu'au niveau de la plaie ; la masse est ensuite lentement enlevée selon le sens de la longueur de la plaie. Lorsque les bandelettes sont placées autour d'un membre, il faut les soulever dans le point opposé à la plaie, et en faisant glisser une des lames des ciseaux entre elles et la peau, les couper à mesure que les ciseaux pénètrent. Cette section faite, on les enlève de la même façon et avec les mêmes précautions pour ne pas ébranler la cicatrice.

Dans les pansements qui suivent la réunion immédiate, le chirurgien a grand soin de ne pas tirailler les fils des ligatures. Quand ils sont détachés ils tombent spontanément, et l'adhésion débarrassée de ce léger obstacle s'achève définitivement. Mais lorsque, après huit ou dix jours pour les petites artères, les ligatures ne tombent pas, on peut exercer sur elles de faibles tractions dans une mesure telle qu'il ne puisse se produire ni douleur, ni déchirure du vaisseau, ni hémorrhagie, et cet excès de précaution est surtout utile pour les ligatures appliquées sur les grosses artères. « Je ne saurais, disait P. Boyer (1), désapprouver le chirurgien qui ferait des tractions sur une ligature qui ne serait pas tombée plusieurs jours après l'époque que l'expérience nous a appris être l'époque ordinaire de

(1) *Loc. cit.*, p. 53.

la chute des ligatures. Si donc, au bout de dix à douze jours, je ne vois pas tomber le fil appliqué sur une petite artère, telle que les mammaires externes dans l'ablation du sein, je n'hésite pas à tirer assez fortement. Je suis plus réservé pour les artères radiale, humérale, et encore plus pour la crurale; mais si au dix-huitième ou vingtième jour elles tiennent encore, j'exerce des tractions assez fortes. L'expérience a appris que, dans ces cas, une cause s'opposait à la sortie des fils; je ne dis pas à leur chute, car ils sont tombés, ils ont coupé le bout du vaisseau, mais ils sont retenus par les bourgeons charnus qui se sont développés au fond de la plaie et qui les ont enlacés. Il est bon que le chirurgien soit prévenu de ce phénomène; il est bon qu'il sache aussi que, dans cette circonstance, le tiraillement exercé sur la ligature produit la déchirure des bourgeons charnus, et un écoulement de sang, phénomènes qui sont en raison de l'ancienneté de la plaie. »

DEUXIÈME PARTIE

RÉUNION SECONDAIRE

La réunion par première intention n'est pas toujours possible, et d'autre part elle ne réalise pas constamment les vues du chirurgien ; il survient quelquefois de la douleur, du gonflement, de la rougeur autour des points de sutures, les bords de la plaie tendent à s'écarter, et la suppuration devient inévitable ; il convient alors d'enlever au plus vite les sutures ou les bandelettes pour recourir à un autre mode de pansement. La plaie rentre dans la condition de celles qui doivent suppurer, comme les plaies avec perte de substance.

Le pansement des plaies non réunies avec perte de substance peut être opéré d'un grand nombre de façons. Nous rangerons tous ces modes de pansements en deux grandes catégories :

I. — Pansements rares.

II. — Pansements répétés ou renouvelés.

I

PANSEMENTS RARES.

Les pansements rares sont loin d'être d'origine aussi moderne que quelques chirurgiens ont été portés à le croire.

C'est Magatus qui, dans l'étude approfondie et très-remarquable qu'il a faite sur la guérison des plaies, a été conduit à rejeter les anciennes pratiques de chirurgie et à conseiller les pansements rarement renouvelés.

Au commencement du siècle, Magatus était oublié ; la plupart des plaies en suppuration étaient pansées comme autrefois tous les jours et même à plusieurs reprises dans la journée. Les dilatants, les bourdonnets et les tentes étaient employés pour les plaies profondes comme sont celles des amputations. Les topiques de toutes sortes étaient encore mis en usage.

Cependant un compatriote de Magatus, Sancassani, avait élevé la voix pour rappeler ses préceptes. Belloste, Pibrac et Lecat avaient soulevé de nouveau la question. Belloste, dans son traité du *Chirurgien d'hôpital* (t. I, chap. XI) a un chapitre intitulé : *Pourquoi il faut panser les plaies rarement ;* — il y blâme l'usage de découvrir les plaies deux fois par jour et conseille de le faire tous les deux ou trois jours. « Le repos, dit-il, est nécessaire pour toutes « les générations ; les parties nitreuses de l'air con- « sument ou du moins altèrent le baume naturel du « suc nourricier qui doit servir de glu pour réunir « les parties divisées. »

Pibrac, dans son célèbre Mémoire sur l'abus des sutures, conseille le renouvellement, tous les trois ou quatre jours, des bandages dont il se sert pour traiter les plaies par la position. Dans un autre travail sur le traitement des plaies avec perte de substance (*Acad. de chir.*, t. IV), le même auteur cherche à montrer l'inutilité des topiques usuels. Il rappelle la puissance de la nature dont les efforts sont troublés par les mouvements et l'impression du froid, et seraient aidés suffisamment par les moyens de protection les plus simples. Il se sert de charpie sèche et laisse entre les pansements un intervalle ordinairement plus long au commencement et à la fin qu'au milieu du traitement, mais qui est toujours en rapport avec l'étendue de la plaie et l'abondance de la suppuration. Il propose enfin un procédé mixte et qui a été souvent employé depuis lui, c'est de renouveler les linges extérieurs salis et de laisser la charpie qui est en contact immédiat avec la plaie.

Quant au travail de Lecat, et à celui d'un anonyme, insérés dans les Prix de l'Académie de chirurgie (t. I), ils ne renferment pas de vues aussi neuves que ceux de Belloste et Pibrac (Gosselin).

Ces Mémoires, dit M. le professeur Gosselin dans sa

remarquable thèse sur les *pansements rares*, servent seulement à montrer l'influence qu'a exercée l'Académie de chirurgie sur la simplicité et le renouvellement rare des pansements ; on doit remarquer d'ailleurs que les chirurgiens de cette époque n'attendaient pas plus tard que le troisième ou le quatrième jour, et qu'ils n'ont pas fait de la rareté une règle aussi générale que le voulait Magatus. C'est pour cette raison sans doute que leurs préceptes sont restés dans la pratique.

En 1815, Larrey indique dans sa Clinique chirurgicale qu'en général il vaut mieux, à moins de circonstances impérieuses, ne pas lever l'appareil des amputations avant le septième, huitième ou neuvième jour.

Larrey rapporte à cette occasion le fait suivant: « Un chef de bataillon, qui faisait partie du corps » d'armée du maréchal Ney, après avoir subi à la » bataille de la Moskowa l'amputation du bras gau- » che à l'épaule, se mit en route pour la France im- » médiatement après cette opération, et y arriva sans » avoir été pansé *une seule fois*. Il lavait journelle- » ment l'extérieur de son appareil avec une éponge; » il recouvrait ensuite le moignon d'une peau de » renard, et, à son arrivée dans sa patrie, il a trouvé » la cicatrice entièrement terminée; les ligatures » étaient dans l'appareil.» (Larrey, *Clin. chir.*, t. III, p. 566.)

Les observations de l'illustre chirurgien militaire frappèrent quelques-uns de ses contenporains et l'on ne tarda pas, dit M. le professeur Gosselin dans la thèse déjà citée, à voir Maréchal et Josse (d'Amiens) proposer, à la suite des réunions immédiates, la levée du premier appareil le dixième jour, et les pansements subséquents tous les deux ou trois jours seulement. Leurs idées sont consignées dans les mémoires de M. Sazie (*Archives*, 1833), dans les Mélanges de chirurgie, de M. Josse fils (1835), et dans la thèse de M. Goddée (1847, n° 15). Ces auteurs invoquent au reste les mêmes raisons que Magatus, Belloste et Pibrac, l'air est nuisible, le refroidissement est dangereux, le pus est un topique utile; les pièces enlevées tard sont plus humides et se détachent sans tiraillement nuisible.

Il est assez curieux de faire observer que, malgré le savoir et l'autorité de ces chirurgiens, leurs opinions n'étaient pas encore généralement adoptées à cette époque, et il ne fallait rien moins que le patronage du grand nom de Larrey pour faire adopter cette pratique qui est devenue maintenant presque générale aussi bien dans les hôpitaux civils que dans la chirurgie d'armée. Elle a trouvé à l'époque actuelle un très-grand nombre de défenseurs comme M. Chassaignac, A. Guérin, etc.

Hunter et après lui John Bell, Delpech, regardèrent le repos comme une condition importante et conseillèrent le renouvellement tardif.

Lisfranc et Blandin, au contraire, insistaient sur l'utilité de découvrir la blessure pour combattre l'inflammation, si elle devenait trop intense. Ils ont conseillé d'enlever, dès le lendemain, les pièces extérieures, et au besoin même les moyens de réunion.

Au moment de la thèse de M. Gosselin (1851), une sorte de réaction s'était établie contre la rareté du pansement après la réunion immédiate des plaies : « Cette pratique, dit M. Gosselin, a trouvé parmi les chirurgiens de l'époque actuelle un certain nombre de partisans; moi-même je l'ai adoptée pour les plaies étendues.

Nous avons donc aujourd'hui (1851) trois opinions en présence : 1° la levée de l'appareil au quatrième jour, suivie de pansements quotidiens; 2° la levée de l'appareil au dixième ou douzième jour, suivie de pansements tous les deux ou trois jours ; 3° la levée du premier appareil et de tous les autres le lendemain de leur application. »

Les recherches de M. Jules Guérin sur les sections sous-cutanées ont fait réfléchir de nouveau les chirurgiens sur les effets du contact de l'air; l'imagination des chirurgiens a étendu le nombre des pansements rares qui se pratiquent aujourd'hui de bien des façons.

Le pansement rare, avons-nous dit, a constitué un réel progrès, il procure à la partie blessée le repos nécessaire à l'œuvre de réparation de la solution de continuité ; aussi l'adoptons-nous en tant qu'il prévient une intervention intempestive dans les phénomènes de la cicatrisation. Dans les plaies sous-cutanées, dans celles par instruments piquants, ou dans celles de peu d'étendue, la cicatrisation par adhésion immédiate et sans suppuration est probable, et dès lors l'indication de les laisser couvertes et abritées est précise. Mais, dans un sujet de cette importance, la variété et la différence des cas observés sont si grandes, qu'on ne peut établir de règles absolues. D'ailleurs, les méthodes générales ne valent qu'en théorie ; l'expérience clinique oblige à des infractions nécessitées par les indications qui, lorsqu'elles sont saisies et suivies à temps, font le succès du traitement. Pour le pansement des plaies, on peut poser en principe que l'intervention doit être évitée tant que la plaie, marchant régulièrement vers la cicatrisation, ne la réclame pas ; mais qu'elle est justifiée pour prévenir, écarter, atténuer, dissiper les obstacles et les complications qui entravent la réparation. Le respect des phénomènes physiologiques de la plaie doit indiquer la mesure de l'intervention. A la lumière de ce principe, examinons les avantages et les inconvénients des pansements rares ou fréquents.

D'abord débarrassons le terrain de la discussion de deux objections. Le pansement rare préserve la plaie du danger de l'exposition à l'air et la maintient en contact avec le pus, sorte de baume protecteur, aidant même à la cicatrisation. D'un côté une exagération, de l'autre une erreur, et ajoutons, une erreur fâcheuse. Sans doute, l'air est un excitant des plaies, mais les expériences nous ont appris à ne pas en exagérer le rôle. « Il ne faudrait pas, dit très-justement M. Gosselin (1), laisser les plaies continuellement exposées ; l'enveloppe naturelle manque, il faut une enveloppe artificielle qui la remplace, qui soustraie la solution de continuité à la vie de relation, pour l'abandonner aux fonctions de la vie organique. Mais c'est pousser trop loin l'application de ce principe que d'exiger une protection permanente. L'air n'est pas tellement irritant que son contact, pendant un quart de minute ou une demi-minute, soit dangereux. » Quant au pus, ses inconvénients ne sont que trop réels ; ses avantages sont hypothétiques. A supposer même que la couche de pus, en contact immédiat avec la plaie, lui fût salutaire, les couches voisines deviendraient nuisibles en se décomposant. Le pus ne fournit d'ailleurs, ainsi qu'on l'avait cru, aucun élément à la cicatrisation ; il est inapte à vivre et à faire partie d'aucun tissu. « Sa formation, dit M. Robin (2), est une tendance à une génération exagérée et hors lieu, hétérotopique, en un mot, d'éléments anatomiques qui se développent rapidement, qui naissent avec une grande facilité. De là, cette altération des éléments anatomiques ambiants qui fait que cette génération est toujours au moins inutile. Sans que le produit soit malfaisant par lui-même, il est au moins inutile en ce sens qu'il trouble

(1) *Loc. cit.*, p. 31.

(2) *Mémoire sur la réunion des plaies* (*Gazette médicale*, n° 56, 1866).

la nutrition et le développement des éléments anatomiques ambiants. »

Les indications du pansement varient suivant que la plaie est à sa première ou à sa seconde période ou arrivée à la période de cicatrisation, selon qu'elle a été ou n'a pas été réunie, elles varient surtout avec les périodes pour les plaies coutuses. Lorsque la plaie a été réunie, deux indications contradictoires se présentent dans la première période appelée ainsi période inflammatoire : le repos que procure le pansement rare doit-il être préféré à la surveillance de la plaie ? Il ne peut exister de règle absolue à cet égard. Si la plaie a peu d'étendue et peu de profondeur et qu'elle ne cause pas de douleur, mieux vaut s'abstenir d'y toucher. Mais si elle est profonde et étendue, si c'est une plaie d'amputation, il convient, à l'exemple de Lisfranc et de Blandin, de lever le premier appareil le lendemain ou au plus tard le surlendemain. Les moyens de réunion sont destinés à rester plusieurs jours en place, mais l'appareil protecteur doit être renouvelé. Les raisons sur lesquelles on se fonde pour reculer le premier pansement sont la crainte de l'air dont nous avons montré l'exagération, et surtout les douleurs et l'ébranlement qui peuvent compromettre la réunion. « Une seule objection sérieuse nous est faite, disait Blandin (1), le sang qui s'écoule toujours en plus ou moins grande quantité dans les premières

(1) *Gazette des hôpitaux*, février 1844.

heures qui suivent une opération, durcit, en se desséchant, les pièces de l'appareil. Si donc vous enlevez celles-ci avant que la suppuration ait commencé à les détacher, vous déterminerez des douleurs vives en tiraillant les lèvres de la plaie, et vous ne manquerez pas de déchirer une cicatrice encore trop faible pour résister. » Mais cette dessiccation et cette adhérence tiennent plutôt à l'ancien mode de pansement qui couvrait la plaie de pièces de linge épaisses et multipliées qui absorbent les liquides à mesure qu'ils sont sécrétés, échauffent la partie et maintiennent la surface dénudée dans un état de sécheresse tout à fait artificielle. Aussi la douleur et le tiraillement de la cicatrice étaient-ils plus à craindre avec la levée du premier appareil au quatrième jour. Selon la remarque de M. Denonvilliers (1) « quand on suit sans prévention les phénomènes qui se passent à la surface d'une plaie, on trouve que, pendant les deux premiers jours, l'appareil est pénétré d'une sérosité abondante ; et, les jours suivants, la plaie, recouverte d'une couche couenneuse semblable à une fausse membrane qui ne se détache que du cinquième au sixième jour, fournit une sérosité, puis une sanie d'abord rougeâtre qui se rapproche ensuite de plus en plus des apparences du pus ; elle est donc, dans toutes ses périodes, recouverte et humectée d'un liquide dont l'apparence et les propriétés varient, qui

(1) *Comp. de chirurgie*, t. I, p. 325.

ne se sèche qu'à la longue et par la chaleur des parties, et qui n'a pas le temps de le faire lorsque le pansement est renouvelé chaque jour. »

La douleur et le tiraillement de la cicatrice peuvent être évités d'ailleurs, si l'on agit avec précaution dans la levée du premier, appareil et si l'on a eu soin de recouvrir la plaie avec un linge fenêtré enduit de glycérine qui prévient les adhérences. Dans certaines régions, par suite de la position, à la mamelle par exemple, le pansement tend à se détacher tout d'une pièce. Lisfranc reprochait, non sans raison, au pansement laissé en permanence pendant plusieurs jours, de former, par suite de l'imbibition du sang et de la sérosité, une sorte de calotte imperméable qui échauffe la plaie, retient les liquides et favorise ainsi leur décomposition, la formation et l'absorption de gaz délétères. Blandin pensait que plusieurs cas de non-réussite de réunions par première intention tiennent à ce qu'on laisse accumuler dans la plaie des liquides nuisibles à la coaptation ; aussi conseillait-il d'examiner la plaie le lendemain même de la réunion, pour éviter tout ce qui pourrait s'opposer à la cicatrisation immédiate. On enlève avec douceur les pièces de pansement et l'on examine prudemmen la plaie. On peut ainsi reconnaître la tuméfaction de ses bords, et, si elle est trop grande, la faire cesser par la suppression d'une ou deux bandelettes. On peut par le renouvellement du pansement prévenir ou combattre à temps les complications inflammatoires, reconnaître et tenter d'arrêter à son début l'érysipèle ou le phlegmon qui se développe dans le voisinage de la plaie. Une collection liquide est-elle reconnue ? En décollant les bords dans une petite étendue, on lui permet de s'écouler au dehors ; on l'empêche ainsi de s'accroître ou de se transformer dans l'intérieur de la plaie en un foyer purulent qui détruirait la réunion. La levée du premier appareil ne concerne que le linge glycériné, la charpie et les compresses; à moins d'indications spéciales comme l'hémorrhagie, l'érysipèle, une vive douleur, on évitera de toucher aux moyens unissants, aux bandelettes agglutinatives, dans la crainte de produire quelques tiraillements douloureux et de rompre quelque adhérence récente. En observant cette ligne de conduite, n'est-ce pas intervenir avec la réserve que commandent les phénomènes physiologiques de la plaie ? n'est-ce pas même favoriser leur libre et complète évolution ? Dans la réunion immédiate des grandes plaies, le pansement rare n'évite pas, mais masque seulement, ce qui est un danger, les complications qui menacent le travail d'adhésion.

Dans la première période d'une plaie qui n'a pas été réunie, le pansement peut être laissé plus longtemps en place ; il n'expose pas, comme les moyens unissants, à des constrictions douloureuses et réclame dès lors une surveillance moins active. Il pourra être maintenu s'il n'existe pas de douleur ; enlevé au contraire, le lendemain, si la douleur est vive, et remplacé par des applications émollientes.

Lorsque la plaie est à sa seconde période, que la suppuration s'établit, le rôle du chirurgien consiste uniquement à favoriser, en le surveillant, le travail naturel de la cicatrisation. L'utilité du repos n'est plus aussi évidente; le léger ébranlement causé par le pansement n'a plus les mêmes conséquences, car c'est seulement après que la suppuration aura diminué que le travail cicatriciel marchera franchement. Les avantages du pus sont nuls, avons-nous dit; ses inconvénients, au contraire, très-sérieux, et les complications qu'il peut produire par son séjour prolongé sont autrement graves que l'inconvénient de laisser la plaie exposée à l'air pendant quelques minutes chaque fois que le pansement doit être renouvelé. La rareté du pansement ne permet pas de surveiller la marche de la plaie; elle permet le séjour des matières organiques en putréfaction et masque le début des accidents qui réclameraient un traitement général ou local. Aussi, pour les plaies qui suppurent, les pansements journaliers sont-ils généralement préférés; et le renouvellement du pansement, proportionné à l'abondance de la suppuration, est-il plus fréquent pendant les chaleurs de l'été qui activent la décomposition du pus. Lorsque la suppuration est considérable, il importe même de rapprocher les pansements, d'en faire jusqu'à trois et quatre dans les vingt-quatre heures, pour éviter qu'en s'accumulant entre l'appareil et la plaie, le pus ne distende et n'irrite celle-ci. Enlever ainsi ce produit mort, qui ne peut entrer dans aucune combinaison et qui peut nuire par sa décomposition, n'est-ce pas rendre la plaie aux conditions qui en favorisent et en hâtent la cicatrisation? Au point de vue de la santé générale du malade dont l'état se réflète sur la blessure, n'est-il pas utile également de le soustraire aux émanations fétides dont les pièces salies du pansement forment le foyer ? Il y a même là une question d'hygiène publique ; dans une salle d'hôpital, en été surtout, un grand nombre de plaies en suppuration à la fois constitueraient, si elles n'étaient tenues dans un grand état de propreté, des foyers dont les miasmes exerceraient une action nuisible sur les blessés eux-mêmes et sur les autres malades. Ces inconvénients sont d'ailleurs moins graves qu'autrefois, aujourd'hui que nous avons dans les désinfectants une ressource dont nous démontrerons plus loin l'importance. Revenons à l'exploration journalière de la plaie qui suppure, examen qui seul peut faire reconnaître les modifications qu'elle subit, les complications qu'elle présente, telles que l'érysipèle, l'angioleucite, la diphthérie ou la pourriture d'hôpital, et permet seul de saisir les indications que ces complications réclament.

Le pansement rare ne saurait convenir aux plaies dans la période inflammatoire, ni dans la période de suppuration, à cause des complications qui les accompagnent. La première période réclame l'emploi des topiques froids ou émollients qui doivent être renouvelés plusieurs fois dans les vingt-quatre heures ou l'irrigation continue qui laisse la plaie plus ou moins découverte; la seconde période nécessite une surveillance encore plus grande pour reconnaître et combattre les accidents de voisinage, tels qu'abcès, angioleucite, érysipèle; pour éviter les fusées purulentes, favoriser l'élimination des exfoliations fibreuses et des esquilles osseuses, la sortie des corps étrangers et pour contenir dans une certaine mesure, sinon pour réprimer, les graves désordres auxquels exposent ces sortes de plaies.

A la troisième période des plaies, lorsque la réparation commence à s'effectuer, les complications sont moins à craindre, la suppuration tend de plus en plus à diminuer, partant la formation de clapiers et la décomposition du pus sont moins à redouter ainsi que les accidents de voisinage; l'état général du malade est également meilleur. Dès lors les avantages du repos et ceux de la surveillance se balancent à peu près, et la quantité plus ou moins grande du pus est la seule condition qui nécessite le changement plus ou moins fréquent de l'appareil.

C'est dans les *plaies sous-cutanées* que le pansement rare trouve une indication formelle et précise. Les phénomènes de réparation qui s'accomplissent entre les parties divisées, à l'abri des agents extérieurs, ne réclament que des conditions de repos; tout pansement intempestif occasionnerait sur la plaie une irritation qui ferait dévier le travail, le ferait aboutir à la suppuration et deviendrait ainsi une cause de retard pour la cicatrisation. Un pansement contentif qu'on renouvelle rarement assure ce repos nécessaire par l'immobilisation de la partie et facilite par là même la cicatrisation de la petite plaie extérieure faite par le ténotome.

MOYENS D'EXÉCUTION DES PANSEMENTS RARES.

I. — Pansements protecteurs.

Les pansements protecteurs ont uniquement pour but de mettre la plaie à l'abri du contact de l'air. Leurs moyens d'exécution sont de deux ordres : les uns généraux pouvant servir aussi bien aux pansements rares qu'aux pansements renouvelés (charpie, linge fenêtré, ouate, compresses, bandes, triangles, etc.), les autres *spéciaux*, qui ont été plus particulièrement imaginés pour les pansements rares.

A. *Du diachylon.* — C'est un agglutinatif très-répandu ; sa puissance d'agglutination est assez variable et il a l'inconvénient, bien souvent, d'être irritant. M. Chassaignac a employé le diachylon en bandelettes entre-croisées et formant cuirasse.

B. *Du taffetas d'Angleterre.* — Le taffetas d'Angleterre, n'est autre chose, on le sait, qu'un morceau d'étoffe de soie, recouverte d'une couche d'ichthyocolle dissoute dans l'alcool. Appliqué avec soin, cet agglutinatif possède des propriétés adhérentes assez énergiques ; mais à peine est-il sec qu'il devient très-dur, se crispe, ne se moule plus sur la plaie, attire l'air par le vide qu'il laisse, et pour peu que la lésion soit étendue, les liquides dissolvent l'enduit, et décollent l'appareil, le rendant ainsi complétement inutile. On ne peut guère l'appliquer que sur de très-petites plaies, en raison de sa perméabilité et de sa faiblesse comme moyen protecteur. Son utilité devient même fort douteuse, si l'on veut s'en servir pour sous-cutaniser une plaie, d'une étendue moyenne.

C. *Du collodion.* — On l'a qualifié avec raison d'agglutinatif par excellence. On ne peut en effet nier sa puissance sous ce rapport. Il adhère très-bien à l'épiderme, se sèche promptement, avantage remarquable qui peut le placer à côté de la suture. Il peut ainsi opposer une barrière immédiate à l'hémorrhagie, commencer sans perdre de temps son rôle protecteur et son action synthétique sur les tissus, tout en s'opposant à l'écoulement des liquides de la plaie.

Nous pouvons signaler encore les feuilles de plomb indiquées par Reveillé-Parise, les morceaux de toile imperméable (Mayor), les feuilles de caoutchouc (Conté), la baudruche employée dès 1844 par Laugier.

Nous nous arrêterons quelques instants sur les deux modes de pansement employés par Laugier et M. Chassaignac.

Le pansement de Laugier consistait dans l'application d'un morceau de baudruche recouvert d'une solution épaisse de gomme arabique. M. Laugier n'attribuait à la gomme et à la baudruche aucune propriété spéciale. Pour lui elles jouaient un rôle analogue à celui que remplissent le pus et le sang desséchés à la surface d'une plaie en formant une croûte au-dessous de laquelle se fait la cicatrice.

Le 11 novembre 1844 (*Comptes rendus de l'Académie des sciences*, même volume, p. 1006), M. Chassaignac exposait devant l'Académie que depuis trois ans, il avait mis en pratique dans divers hôpitaux, notamment à Cochin, à Necker et à la Charité, un mode de pansement des plaies qu'il désignait sous le nom de pansement par occlusion. M. Chassaignac recouvre la plaie d'une cuirasse de diachylon qui est croisé et qui se recouvre par l'imbrication. L'écoulement du pus est assuré par l'emploi d'un linge fenêtré, enduit de cérat et débordant la cuirasse, de sorte que le pus peut s'écouler. Le tout est recouvert de charpie, etc.

II. — Occlusion pneumatique.

M. Jules Guérin a cherché, il y a quelques années, à placer les solutions de continuité dans le vide en les entourant d'un sac de baudruche dont il aspirait l'air à l'aide d'une pompe. Pour M. Jules Guérin l'inflammation suppurative, phénomène inséparable des conditions des plaies découvertes, peut être supprimée à l'aide du pansement par occlusion hermétique. Le 6 février 1866, il annonce à l'Académie de médecine qu'il est arrivé à faire rentrer toutes les plaies dans les conditions des plaies sous-cutanées, etc.; nous renvoyons à la *Gazette médicale* pour la description du procédé de M. Guérin, de son appareil et de ses avantages.

M. Maisonneuve, dans un mémoire lu à l'Académie des sciences en novembre 1867, a exposé les avantages d'une méthode qui consiste, après les amputations, à soumettre le moignon à une aspiration continue; cette aspiration entraîne les liquides sécrétés par la plaie au fur et à mesure qu'ils perdent leurs propriétés vitales et les transporte dans un récipient avant qu'ils aient eu le emps de se putréfier.

M. Maisonneuve nettoie la plaie avec le plus grand soin, la lave avec l'alcool, en rapproche les bords avec du diachylon en ménageant des intervalles pour l'écoulement des liquides; il applique ensuite une couche de charpie imbibée d'un liquide antiputride (acide phénique, arnica, vin aromatique), puis enveloppe le tout avec quelques bandes de linge imbibées des mêmes liquides; après ce pansement on procède à l'application de l'appareil.

«Cet appareil se compose : 1° d'une sorte de bonnet de caoutchouc muni d'un tube de même substance; 2° d'un flacon de 4 ou 5 litres de capacité, muni d'un bouchon percé de deux trous; 3° d'une pompe aspirante munie d'un tube flexible. Le moignon d'amputation, enveloppé de son pansement, est d'abord coiffé d'un manchon de caoutchouc; l'orifice de celui-ci embrasse exactement le pourtour du membre, tandis que l'extrémité de son tube est adaptée à une des ouvertures du bouchon. A l'autre, s'adapte le tuyau de la pompe aspirante, puis on fait agir le piston. Bientôt l'air contenu dans le flacon est en partie aspiré et chassé. Les liquides du pansement, mêlés à ceux qui suintent de la plaie, viennent tomber dans le flacon. Le manchon de caoutchouc, privé de l'air qu'il contenait, s'affaisse et s'applique exactement sur le moignon. Le poids de l'atmosphère exerçant, par son intermédiaire, une compression puissante, maintient exactement en contact les surfaces divisées, en même temps il expulse des profondeurs de la plaie tous les liquides non organisés.

D'une autre part, l'aspiration continue produite par la raréfaction de l'air du flacon exerce sur ces même liquides un appel incessant qui non-seulement empêche leur stagnation dans les pièces du pansement, ce qui serait certainement très-nuisible, mais encore et surtout ne permet pas que ces mêmes liquides morts puissent séjourner dans les profondeurs de la plaie, et y devenir, en se putréfiant, la cause des accidents redoutables dont l'auteur a exposé le mécanisme dans un précédent travail (1).

(1) *Mémoire sur les intoxications chirurgicales*, décembre 1866 (Dubreuil, *Des différentes méthodes de pansement des plaies*, thèse d'agrégation, Paris, 1869).

PANSEMENT OUATÉ.

L'emploi de la ouate dans le pansement des plaies n'est pas nouveau. Depuis longtemps déjà on recouvrait la surface du derme mise à nu par les vésicatoires ou les brûlures de bandes plus ou moins larges d'ouate. Le but qu'on se proposait était évident : soustraire la plaie au contact de l'air, de manière à éviter toute inflammation consécutive, et partant, la douleur et les accidents qui en sont le cortége.

Mayor (de Lausanne) essaya comparativement le coton et la charpie. Percy (article CHARPIE du *Dict. des sciences médicales*) parle du coton pour en repousser l'usage d'une façon à peu près absolue. « Il absorbe mal le pus et ne peut prendre les formes que l'on a quelquefois besoin de donner à la charpie. » M. Roux fit usage du coton, il en parle même d'une façon très-élogieuse : « Le coton est excellent et ne nuit point aux plaies; ses brins ont de la souplesse, une élasticité qui cède facilement, et qui est par cela même favorable; ses pointes n'irritent et n'enflamment nullement, même à sec; avantage que n'a pas toujours la charpie; il absorbe fort bien le pus et prend très-facilement les formes que l'on donne à la charpie.»

Les observations sur l'emploi du coton furent reprises par le docteur J. V. Chatelain, chirurgien aide-major au 3e régiment d'artillerie, dont l'intéressant Mémoire nous a été communiqué par M. le docteur Liebermann, médecin de l'hôpital militaire du Gros-Caillou (1).

M. Chatelain, dans ses observations qui acquièrent aujourd'hui un très-grand prix, fait observer que la ouate « ne met nul obstacle au travail de cicatrisation; après deux, quatre ou six jours, on est tout étonné des progrès que celle-ci a faits, et de l'aspect satisfaisant que la lésion présente...

« La suppuration est alors devenue nulle et le coton semble constituer ici un dessiccatif par excellence. »

L'importance du mémoire de M. Chatelain est considérable et son nom ne doit pas être oublié ici.

Mais aucun chirurgien n'avait employé le coton dans le but de débarrasser l'air des parties nuisibles qu'il pouvait contenir, et de protéger ainsi les grandes plaies chirurgicales contre le contact d'éléments encore inconnus.

On savait cependant, même avant les remarquables travaux de M. Pasteur, que l'air contenait des germes, qu'une lame de coton appliquée sur un vase renfermant des matières animales en empêchait la décomposition. On savait aussi, d'après les travaux de Schrœder et de Dusch faits en 1854, « qu'une infusion bouillie, mise en contact avec l'air filtré à travers une lame de coton ne se putréfiait pas et ne produisait aucune

(1) *Mémoire sur l'emploi du coton, et des pansements rares dans le traitement des plaies et ulcères,* suivi d'observations (*Recueil de mémoires de médecine, de chirurgie et de pharmacie militaires*. Paris. 1836, tome XXXIX).

forme vivante ». Tyndall avait, dans une remarquable leçon, tellement bien entrevu la question, que nous nous croyons obligé d'en reproduire ici certains passages : « D'où vient donc cette propriété fatale de l'air ? Est-ce l'air lui-même qui cause la putréfaction, ou bien est-ce quelque chose que cet air entraîne mécaniquement ? » Et plus loin : « Il serait très-difficile de démontrer absolument la propriété putréfiante de l'air pur, si elle existait ; en effet, bien qu'on puisse obtenir l'air parfaitement filtré en apparence, un contradicteur obstiné peut toujours affirmer qu'il ne l'est pas en réalité, qu'il contient encore des germes, bien que nous ne possédions aucun moyen de constater leur présence. Il est facile toutefois de tourner cette difficulté ; en effet, si en dépit des germes invisibles qui peuvent y rester, on peut prouver que l'air visiblement pur est inapte à produire les phénomènes de putréfaction, il faut conclure que, pour ce qui concerne la question en litige, cet air est parfaitement filtré, et la démonstration de son innocuité devient une démonstration de la vérité de la théorie des germes (1). » Enfin M. Pasteur, après avoir démontré qu'il existait dans l'air des particules innombrables organisées ou non, était parvenu à les arrêter à l'aide d'un tampon de coton. Comme on le voit, il n'y avait qu'un pas à faire pour inaugurer une nouvelle méthode, avec d'au-

(1) Tyndall, *Revue des cours scientifiques* (*Poussières et maladies*, 1870).

tant plus de raison que jusqu'ici tous les divers pansements employés avaient complétement échoué, et que pendant toute cette phase si triste du siége de Paris les statistiques témoignaient de l'insuffisance de nos moyens.

C'est à M. Alph. Guérin qu'appartient l'honneur de cette découverte. Pénétré des idées de M. Pasteur, il a voulu mettre en pratique ce qui n'était jusqu'ici que pure théorie. Nous aurons plus loin l'occasion d'apprécier les résultats qu'il a obtenus. Nous devons cependant, avant de terminer cet historique, revendiquer hautement pour M. A. Guérin le mérite de cette nouvelle méthode, attribuée bien à tort à M. Lister, professeur d'Édimbourg. Nous ne donnerons pour preuve que l'article récemment écrit par lui-même dans le Traité de Holmes (*A system of surgery*, t. VI, 1871). Un simple coup d'œil permet de se rendre compte de l'énorme différence qui existe entre les deux modes de pansement. En effet, tandis que nous voyons M. A. Guérin se servir de la ouate comme d'un agent susceptible seulement de retenir les éléments insaisissables, appelés germes, ferments, M. Lister, au contraire, humecte la plaie et la ouate avec l'acide phénique, qui constitue la base de son traitement, car il est destiné à détruire chimiquement ces mêmes corpuscules.

Nous diviserons ce chapitre en trois paragraphes.

Dans le premier, nous examinerons la valeur des principes sur lesquels repose cette méthode.

Dans le second, nous verrons la manière d'appliquer le pansement.

Dans le troisième, nous apprécierons les avantages et les inconvénients de la méthode.

1° *Valeurs des principes sur lesquels repose cette méthode.*—Nous connaissons tous l'innocuité, au point de vue de l'infection purulente, de toute contusion ou fracture. Nous savons que, pour qu'il y ait infection purulente, il faut qu'il y ait plaie communiquant avec l'extérieur. Nous pouvons donc déjà tirer cette conclusion, à savoir : que la cause qui engendre cette terrible maladie se trouve dans l'air. Nous laisserons de côté toutes les théories qui ont rapport au processus pathologique; comme le dit très-bien M. Tillaux (1), en résumant les opinions de MM. Verneuil, A. Guérin, Gosselin : « Peu importe que nous ayons affaire à un poison spécial isolable, que M. Verneuil appelle la sepsine, ou à un miasme comme le veut M. A. Guérin; l'essentiel c'est de savoir que les plaies exposées à l'air, principalement les plaies des os (Gosselin), engendrent à leur surface un élément putride, qui absorbé empoisonne le sang et produit l'infection purulente. » Ceci étant admis, le remède à un si grand mal se présente naturellement : empêcher l'air d'arriver en contact avec la plaie, et pour M. A. Guérin, se contenter de le débarrasser des éléments microscopiques qu'il contient. Ici se présente naturellement une objection :

(1) Tillaux, *Bulletin de thérapeutique*, 1871.

nous pourrions nous demander si cet air ainsi filtré est bien préférable, quant à son action sur les plaies, à l'air ordinaire que contiennent nos salles d'hôpitaux. L'objection tombe d'elle-même si l'on consulte les statistiques de M. A. Guérin et si l'on tient compte des expériences si nombreuses et si bien faites de MM. Tyndall et Pasteur, qui n'ont jamais vu fermenter les matières végétales en contact avec un air filtré. Nous sommes donc obligé d'admettre que l'air ainsi filtré a été débarrassé de certains principes qui, à l'état normal, se montrent d'une manière indubitable. Mais la méthode de M. A. Guérin remplit-elle les conditions nécessaires pour opérer cette purification ; en d'autres termes, l'air est-il facilement et convenablement filtré ?

Nous pouvons admettre sans aucune discussion, que l'air qui a traversé une couche plus ou moins épaisse d'ouate, arrive à la plaie après avoir subi plusieurs temps d'arrêt, et décrit, qu'on nous passe l'expression, de nombreuses sinuosités, en rapport avec l'épaisseur de la couche interposée. Or, supposons qu'il ait à traverser une couche très-épaisse de tissu, pourra-t-il arriver jusqu'à la plaie? Pour répondre à cette question nous avons été forcé d'avoir recours à l'expérimentation et de répéter les expériences faites déjà par M. Combes. Nous avons pris plusieurs flacons à deux tubulures, et après avoir recouvert leur goulot d'une couche plus ou moins considérable d'ouate d'après le rang que devait occuper le flacon, nous avons placé au-dessus de cette ouate un papier de tournesol bleu. Ceci fait, après les avoir mis en communication les uns avec les autres, nous avons fait passer dans la tubulure du premier flacon un courant de gaz acide carbonique, nous avons pu nous rendre compte de la facilité avec laquelle ce gaz traversait la couche d'ouate. En quelques instants le papier du premier flacon avait rougi. Il a fallu un peu plus de temps pour que le second soit attaqué ; enfin, nous devons le dire, celui du dernier flacon est resté continuellement bleu. Pouvons-nous conclure, d'après cette expérience, que l'air ne puisse jamais arriver jusqu'à la plaie quand la couche qui la recouvre est très-épaisse? Assurément non, car rien ne nous dit que si notre expérience eût duré plus longtemps, nous n'eussions pas obtenu le résultat cherché. Nous pouvons toutefois affirmer que l'air traverse avec une très-grande lenteur une couche épaisse d'ouate, condition on ne peut plus favorable d'ailleurs pour qu'il abandonne les corpuscules, miasmes ou ferments qu'il paraît contenir. Si donc nous en croyons les expériences de MM. Pasteur et Tyndall, nous sommes forcé d'admettre que cet appareil ainsi disposé réunit les conditions d'un bon *filtre*. Mais que deviennent les gaz délétères que contient l'air? La ouate peut-elle les arrêter au passage comme elle le fait pour les miasmes? Nous croyons volontiers qu'il n'est pas un tissu, même le plus serré, qui puisse arriver à ce résultat. Cependant nous ne leur accordons pas pour cela d'action nuisible sur la plaie, parce que rien ne dit qu'ils ne puissent subir de transformations au contact des éléments qu'ils rencontrent, et qu'en second lieu les expérimentateurs, cités plus haut, ne les ont jamais constatés.

L'air, en s'insinuant dans les couches d'ouate les plus proches de la plaie, traverse naturellement une couche plus ou mois épaisse de pus. Or, quelles modifications subit-il à ce contact? C'est ce que nous ne pouvons savoir, et nous préférons avouer notre ignorance à ce sujet, plutôt que d'avancer des hypothèses plus ou moins vraisemblables.

Les détails que nous venons de donner suffisent amplement, sinon pour convaincre, du moins pour engager les chirurgiens à expérimenter cette nouvelle méthode ; car l'expérimentation est le seul et le véritable moyen de combattre toutes les théories quelles qu'elles soient.

2° *Du mode de pansement.*— L'application du pansement ouaté, très-simple en apparence, présente en réalité des difficultés que l'expérience et l'habitude seules peuvent vaincre. C'est ce qui explique les insuccès si nombreux qu'on a quelquefois quand on applique pour la première fois ce genre d'appareil. Il faut faire un apprentissage, et M. A. Guérin n'est pas arrivé du premier coup à tracer une ligne de conduite certaine : ce n'est qu'après avoir tâtonné et observé beaucoup qu'il a pu formuler le *modus faciendi.*

Avant d'entrer dans les détails du pansement, il

est indispensable de signaler certaines précautions très-bien indiquées par M. A. Guérin et auxquelles il attache une très-grande valeur. On ne doit appliquer ou renouveler le pansement qu'à l'amphithéâtre d'opération, ou bien dans une chambre relativement éloignée des salles, en un mot partout où l'air sera aussi renouvelé et aussi pur que possible. En second lieu, la ouate dont on va se servir doit être *vierge*, et pour être plus sûr de cette dernière condition, M. A. Guérin veut ouvrir lui-même le paquet destiné au pansement. De plus, cette ouate ne doit pas avoir séjourné dans les salles d'hôpitaux, et à cet effet, on doit la renfermer dans un endroit spécial de l'amphithéâtre.

Comme on peut le voir, ces précautions sont on ne peut plus faciles à prendre, et l'on doit, si l'on veut ne pas avoir à se reprocher un insuccès, se bien garder de les négliger.

Entrons dans les détails du pansement. Nous en emprunterons la description au mémoire de M. Hervey, rédigé avec le plus grand soin et d'après les inspirations de son maître, M. A. Guérin.

Nous supposons une amputation de cuisse par la méthode circulaire. L'opération terminée, le chirurgien fait les ligatures et détermine l'hémostase aussi complète que possible. La plaie est lavée avec de l'eau tiède d'abord, puis avec un mélange d'alcool camphré et d'eau. Le membre est ensuite essuyé avec soin. Les fils des ligatures sont coupés le plus court possible, excepté celui de l'artère principale, qui est relevé sur le moignon. Après ces soins préliminaires, on procède à l'application de la ouate. On fait tendre la manchette du moignon par un aide et l'on garnit toute la profondeur de la plaie de petites couches successives d'ouate, jusqu'à ce que le niveau des lèvres de la manchette soit atteint. Prenant ensuite des lames d'ouate de plus en plus grandes, on les applique de manière que leur centre repose sur l'extrémité du moignon, et que leurs extrémités soient rabattues le long du membre. Ces lames doivent constituer une couche assez épaisse. De véritables bandes d'ouate sont alors enroulées tout autour du membre. Elles doivent remonter jusqu'au-dessus de la cuisse de manière à pouvoir être renversées au pli de l'aine, et entourer complétement le bassin. Cette dernière condition est d'une importance très-grande ; car si l'appareil ne remonte pas très-haut au-dessus du moignon, il est à craindre (et cela est arrivé au début à M. A. Guérin) que l'air ne parvienne à s'insinuer par en haut jusqu'à la plaie, et ne détruise ainsi tous les bons effets qu'on était en droit d'espérer. Cette ouate doit être appliquée avec soin de manière à en égaliser l'épaisseur sur tout le pourtour du membre. Il est impossible de préciser la quantité exacte qu'il faut employer; on se guidera sur la grosseur du membre qui doit avoir acquis au moins trois fois le volume qu'il a à l'état normal. Des aides soutiennent alors cet énorme cylindre et le chirurgien commence l'application des bandes de toile. Cette application se fera comme pour la compression élastique ordinaire.

Les premières bandes, d'abord circulaires et modérément serrées, sont destinées à affaisser et à fixer la ouate. Les suivantes seront appliquées avec méthode, de manière à agir d'une façon progressive et à établir une compression graduelle. Les dernières bandes nécessitent un surcroît de force musculaire tel, que le chirurgien est obligé d'employer toute son énergie pour les appliquer d'une manière convenable. Cette compression doit se faire avec lenteur, sans secousse, et d'une manière uniforme. Quand la ouate ne cède plus à la pression, l'appareil a acquis le degré de constriction voulue. On fixe alors le bandage avec des épingles, ou même avec des fils, et l'opéré est porté dans son lit.

S'il s'agit d'une amputation du bras, après avoir recouvert le moignon comme dans le cas précédent, on fera remonter la ouate jusqu'au cou, en la rabattant sur la poitrine de manière à comprimer l'aisselle et le creux sus-claviculaire. Pour la jambe et l'avant-bras l'appareil s'arrêtera à la racine des membres.

Dans les amputations à lambeau et les résections, on comble le vide laissé par les lambeaux ou par la portion d'os relevée, à l'aide des pincées d'ouate, et l'on enveloppe le membre de bandes semblables à celles déjà employées précédemment, en ayant toujours soin de faire remonter le bandage très-haut. Dans les plaies des doigts de la main ou du pied, on ne doit pas négliger d'introduire entre les doigts eux-mêmes des lames d'ouate, afin d'empêcher que la compression ne les accole les uns aux autres. Le reste du pansement se fera comme dans les cas précédents.

Nous terminons ici l'énumération des cas auxquels on peut appliquer le pansement ouaté. Nous avons donné les règles générales à observer ; on devra les suivre avec exactitude dans tous les cas et se rappeler les grands principes sur lesquels repose cette méthode : isoler les plaies du contact de l'air à l'aide de la ouate dont l'épaisseur ne peut jamais être trop considérable, et comprimer cette ouate de façon qu'elle puisse agir comme agent compresseur et purificateur.

Soins consécutifs. — Lorsque le pansement est terminé, l'opéré peut se plaindre pendant quelque temps d'une sensation de cuisson, de brûlure, qu'on ne confondra pas avec la douleur véritable et qu'on attribuera à l'action de l'alcool ou de l'acide phénique sur la plaie. Bientôt tout disparaît et le blessé est lui-même étonné d'une absence si complète de douleur. Ce calme si grand du côté du moignon donne la certitude que l'appareil est bien appliqué; mais ce n'est point une raison pour ne plus le surveiller. On doit savoir qu'en général, au bout de vingt-quatre heures ou de quarante-huit heures quelquefois, la compression se relâche ; du reste on en est averti très-souvent par l'écoulement à travers la ouate de sérosité ou de pus. Doit-on dans ce cas enlever l'appareil, comme on le fait lorsque le malade souffre ? Non assurément. Si l'on suppose que la couche d'ouate est trop mince on en ajoutera d'autre, et si on la croit suffisante, on se contentera de refaire la compression en ajoutant de nouvelles bandes.

Il peut survenir une hémorrhagie peu après l'amputation. Mais quoique ces cas ne se soient pas encore présentés dans la pratique de M. A. Guérin, il est permis de supposer que le sang traverse assez facilement cette couche d'ouate, et que le chirurgien sera averti à temps pour défaire l'appareil, et lier les vaisseaux sans que le malade ait couru de grands dangers. On comprend facilement qu'il ne peut s'agir ici que d'une hémorrhagie artérielle, toute hémorrhagie veineuse étant impossible, grâce à la compression qui est exercée à la surface du moignon.

Donc, si l'appareil est bien appliqué, si le pansement est bien fait, on ne doit avoir aucun des accidents signalés plus haut. Le coton imbibé par la sérosité forme un magma qui adhère à la peau tout autour de la plaie, emprisonne le pus et l'empêche de fuser dans n'importe quelle direction. L'état général des amputés est excellent. Ils n'ont point de fièvre et leur appétit et leur sommeil sont quelquefois conservés, aussi bien qu'auparavant. Quelquefois cependant ils n'échappent pas à la fièvre traumatique qui apparaît, d'après M. A. Guérin, vingt-quatre ou trente-six heures après l'opération, pour tomber deux ou trois jours après.

A quelle époque doit-on enlever l'appareil? Il n'y a pas de règles à proprement parler, cela varie d'après le genre d'opération et la patience du malade. Il est bien entendu que nous supposons ici le pansement bien fait. En général, on enlève la ouate après vingt ou vingt-cinq jours : ici encore on doit prendre les mêmes précautions que pour le premier pansement et l'on transportera l'opéré à l'amphithéâtre ou dans une salle isolée. Lorsqu'on défait le pansement, voici ce que l'on constate : Les couches extérieures s'enlèvent facilement, mais il n'en est pas de même de celles qui sont plus près de la plaie. Celles-ci sont très-adhérentes, et pour les enlever il est nécessaire de les imbiber avec de l'eau tiède. Le dernier gâteau d'ouate a la forme d'une espèce de calotte ou d'une capsule, dans laquelle on trouve un pus crémeux et bien lié, en quantité bien moins considérable qu'on ne pourrait le croire. Ce pus a une odeur qui n'est point repoussante et qu'on a comparée à celle de la vieille graisse. Dans le cas où le pansement aurait été défectueux, la couleur du pus est variable depuis le gris jusqu'au noirâtre, et son odeur appréciable, du reste, avant d'enlever l'appareil, devient de plus en plus infecte. Le pus recueilli dans les appareils bien appliqués a été examiné au microscope, et nous trouvons dans le mémoire de M. Hervey que « M. Hayem a constaté la rareté des globules purulents qu'on aurait pu, pour ainsi dire, compter, et que pour lui, ce pus ressemblait à celui d'un abcès par congestion en voie de guérison. Il y avait de plus un certain nombre de vibrions, mais beaucoup moins encore que dans du pus exposé à l'air. » Si le pansement a été bien fait, la surface du moignon est toujours bourgeonnante. Les bourgeons charnus sont roses et turgescents. Pas de gonflement, pas d'empâtement, l'os est entièrement recouvert; on n'observe en un mot aucun des phénomènes de l'inflammation. Mais si le pansement a été mal appliqué, le pus est noirâtre, infecte, le moignon est rouge, tuméfié et souvent porte les traces de fusées purulentes qui s'étendent plus ou moins loin.

Le pansement enlevé, on lave la plaie avec soin, avec de l'eau alcoolisée, et l'on pratique un second pansement selon les mêmes règles, qu'on surveillera comme la première fois. On le laissera en place, à moins de contre-indication, un temps plus ou moins considérable, et en général, il n'est pas nécessaire de le renouveler une troisième fois : lorsqu'on l'enlève, la plaie est insignifiante, presque cicatrisée, et l'on continue l'occlusion avec des bandelettes de diachylon.

3° *Avantages et inconvénients de cette méthode.* — Maintenant que nous connaissons les conditions nécessaires pour appliquer convenablement l'appareil ouaté, voyons quels en sont les avantages.

L'observation et les faits recueillis par un grand nombre d'auteurs nous permettent d'admettre comme conditions favorables à la guérison des plaies quatre indications principales :

1° La rareté du pansement ; 2° la soustraction de la plaie à l'influence de l'air ; 3° la température constante ; 4° la compression élastique exercée sur le membre amputé ou la partie blessée.

La simple lecture de ce que nous venons de dire suffit pour démontrer que le pansement ouaté répond à ces quatre indications. Nous ne discuterons point ici les avantages ou les inconvénients des pansements rares, nous réservant d'en faire l'objet d'un chapitre spécial. Nous dirons cependant que ce pansement est devenu le plus rare de tous, à ce point que, d'après M. A. Guérin, s'il est bien fait, il peut rester en place jusqu'à la cicatrisation de la plaie.

Si l'on ne considère que l'occlusion, il est incontestable que la seconde indication est également remplie : une plaie ainsi couverte d'une couche aussi épaisse d'ouate est évidemment soustraite à l'influence de l'air. Mais là n'est pas le but que s'est proposé l'auteur; pour lui, le rôle de la ouate est, comme nous l'avons déjà dit, de filtrer l'air et de permettre à la plaie de ne recevoir que l'air *optiquement* pur. Ce but est-il atteint, et s'il l'est, en découle-t-il des avantages réels ? Telles sont les deux questions que nous avons discutées au paragraphe 1. Nous n'y reviendrons pas.

La température constante semble jouer un rôle presque capital relativement à la marche des plaies. Nous n'avons qu'à nous reporter au livre de M. Guyot (1) pour nous convaincre de cette vérité. C'est pour soustraire les plaies à cette influence funeste du froid et des irrégularités de la température, qu'il inventa sa caisse à incubation. Citons en-

(1) *De l'emploi de la chaleur dans le traitement des plaies.*

core à l'appui de cette opinion les remarquables observations de Larrey, chirurgien en chef de l'armée, pendant la campagne d'Egypte. Sous l'influence d'une température tropicale mais uniforme, les opérations même les plus graves réussissaient presque toutes, alors qu'en Allemagne, sous l'influence du froid, les insuccès étaient la règle. L'influence de la température constante sur la terminaison des amputations paraît donc prouvée, et d'après M. Guyot, les deux avantages qu'il a toujours constatés par son procédé sont : une abolition de la douleur, par suite de l'absence du contact de l'air sur la plaie, et un travail de réparation rapide. Or, l'appareil ouaté réunit les mêmes avantages et n'en a pas les inconvénients.

Signalons enfin une autre qualité de ce pansement, nous voulons parler de la compression élastique. Elle empêche le gonflement du membre; elle evite ces fusées purulentes dans les gaînes tendineuses, et paraît aussi avoir une influence très-certaine pour éviter la conicité des moignons. Et comment n'en serait-il pas ainsi, si l'on se rappelle les efforts qu'il faut faire pour bien appliquer l'appareil.

Tels sont les avantages pour ainsi dire médiats de cette méthode. Mais il en est d'autres non moins évidents que je pourrais appeler immédiats, qui, sans avoir une aussi grande importance, doivent cependant être signalés. Nous voulons parler de la facilité d'application de l'appareil, de l'absence de douleur et du peu de suppuration de la plaie, si le pansement est bien fait.

La facilité d'appliquer l'appareil est incontestable : il suffit d'avoir à sa disposition de la ouate et des bandes. L'absence de la douleur nous fournit deux avantages considérables. Le premier est surtout important au point de vue de la chirurgie militaire, en ce sens qu'il permet aux chirurgiens de pouvoir envoyer leurs opérés de la veille ou du jour même à de très-grandes distances, sans redouter les secousses ni le cahotement des voitures. Le second, de pouvoir laisser levés les amputés, de bras par exemple, quelques jours après, sans crainte des chutes ou des contusions si funestes dans les cas ordinaires.

Enfin, le peu de pus qu'on trouve en enlevant les appareils pourra nous faire tenter, dans certains cas, des opérations chez des malades épuisés par des lésions chroniques, persuadés que, s'ils succombent, ils ne le devront pas à l'abondance de la suppuration.

Ajoutons, en terminant, quelques chiffres indiquant les résultats obtenus par M. A. Guérin, depuis le mois d'avril jusqu'à la fin du mois de juin 1871. Nous les trouvons dans la thèse récente de M. Blanchard :

12	amputés de cuisse........	6 guérisons.	6 morts.
11	amputés de jambe........	6 —	5 —
6	amputés de bras.........	5 —	1 —
4	amputés d'avant-bras......	3 —	1 —
3	désarticulations de l'épaule.	3 —	» —
5	résections..............	2 —	3 —

Certainement ces chiffres n'indiquent pas des résultats merveilleux, mais si on les compare à ceux qu'on a obtenus dans les autres hôpitaux à cette même époque, on verra une différence très-grande en faveur de ce mode de pansement.

A côté de tous ces avantages trouve-t-on des inconvénients ? On a objecté que s'il survenait une hémorrhagie, le malade avait le temps de mourir avant qu'on s'en aperçût. Nous ne pouvons répondre catégoriquement à cette objection. Nous dirons cependant que jusqu'ici ce cas n'a pas été observé, et que si l'on a affaire à une hémorrhagie artérielle, le sang se fera jour assez vite pour pouvoir agir; que si l'hémorrhagie est veineuse, la compression suffit amplement pour l'arrêter. On a reproché à cette méthode de cacher le moignon et d'empêcher de constater les accidents qui peuvent compliquer les amputations. Mais qu'on se rappelle ce que dit M. A. Guérin : « Toutes les fois qu'un accident quelconque surviendra, la fièvre et la douleur viendront le constater. » L'objection la plus sérieuse est celle qui reproche à ce pansement de retarder les cicatrisations de la plaie. Nous ne pouvons pas cependant nous prononcer n'en ayant pas les preuves; mais en supposant même que cela soit, ne vaut-il pas mieux s'exposer à un retard dans la cicatrisation et jouir de tous les autres avantages de cette méthode, plutôt que de tenter une guérison plus rapide en s'exposant aux terribles complications que donnent souvent les autres procédés.

D'après cet exposé de théories et de faits, nous n'hésitons pas à conclure, avec M. Tillaux, « que le pansement ouaté est simple, d'une application facile, qu'il diminue notablement et supprime mieux la douleur si souvent cuisante des premiers jours qui suivent les amputations; qu'il rend les opérés plus transportables, accélère la cicatrisation sinon jusqu'à la fin, du moins dans les premiers temps, et paraît devoir mettre à l'abri de l'infection purulente en s'opposant à l'altération du pus.

Les succès dans l'application du pansement ouaté ont été obtenus non-seulement par A. Guérin, mais encore par les autres chirurgiens qui l'ont employé. M. le professeur Broca à l'hôpital de la Pitié, M. le professeur Verneuil, à l'hôpital Lariboisière, M. le docteur Tillaux, à l'hôpital Saint-Antoine, M. le docteur Guyon, à l'hôpital Necker, l'ont déjà mis au premier rang.

BIBLIOGRAPHIE.

Hervey, *Archives générales de médecine*, 1871.

F. Terrier, *Revue scientifique*, 1871.

Tillaux, *Bulletin général de thérapeutique médic. et chirurgic.* 1871.

A. Lasalle, *Du pansement ouaté*, 1871.

A. Blanchard, *Du pansement ouaté*, 1872.

Combes, *Du pansement ouaté*, 1871.

Fiaux, *Gazette des hôpitaux*, 1872.

Le pansement ouaté de M. Alphonse Guérin dans ces derniers temps a été employé par M. Gosselin partout où les plaies sont un peu contuses, superficielles, peu étendues, non encore suppurantes et aussi dans les amputations.

Mais l'application de ce mode de pansement n'a pas toujours donné de résultats aussi satisfaisants.

Voici, par exemple, deux observations de plaies chirurgicales, traitées par le pansement ouaté qui n'a pas empêché un des malades de mourir d'infection purulente et l'autre d'avoir un érysipèle. Du reste, aucun chirurgien ne peut avoir la pensée que le pansement, même le meilleur, puisse prévenir d'une façon absolue le développement de ces deux complications, souvent si terribles, des plaies chirurgicales.

Obs. I. — Le premier de ces malades était un cultivateur âgé de quarante-huit ans, qui entra dans le service de M. Gosselin le 16 avril 1872. Il portait à la jambe droite une énorme tumeur datant de trois ans, ulcérée sur une surface large comme la paume de la main et saignant abondamment au moindre choc. C'était un ostéosarcome.

L'amputation de la cuisse fut résolue et pratiquée le 20 avril au milieu du membre.

Un appareil ouaté fut appliqué selon les préceptes indiqués par M. J. Guérin.

Jusqu'au 26 avril, tout alla bien ; le malade, qui avait souffert un peu pendant les premières heures qui suivirent l'opération, était bien ; il mangeait, dormait comme d'habitude, quand il fut pris de malaise, de perte d'appétit, d'insomnie, et le 30 avril il eut un frisson.

Le 6 mai, c'est-à-dire au seizième jour de l'amputation, il mourut et l'on constata la présence d'abcès métastatiques dans les deux poumons, surtout en arrière et vers la base.

Obs. II. — Un autre malade, serrurier, âgé de 31 ans, entré le 10 mai pour une plaie d'une cicatrice du pied gauche, fut amputé des phalanges du gros orteil et du second orteil. M. Gosselin appliqua un appareil ouaté le jour de l'opération, c'est-à-dire le 16 mai.

Le soir, le malade avait un peu d'agitation, il souffrait.

Le lendemain et jusqu'au 21 mai, les douleurs ayant cessé, l'état général était excellent, mais le 22 mai un léger frisson accompagné de malaise, de fièvre, survint, annonçant le commencement d'une complication.

Le 24, second frisson, malaise, fièvre, comme les jours précédents. Au pli de l'aine gauche du côté malade apparaît alors une petite tumeur chaude, dure, douloureuse, constituée évidemment par un ganglion enflammé.

Et le 26, au bord supérieur du bandage, la peau est rouge, tuméfiée, chaude, douloureuse à la pression : c'était un érysipèle développé sous le pansement ouaté.

L'appareil fut enlevé et réappliqué séance tenante.

Cette complication fut bénigne, car le 7 juin, tout

BIBLIOTHÈQUE NATIONALE IMPRIMÉS

avait disparu, phénomènes locaux et accidents généraux.

A ce moment il y avait, il est vrai, dans les salles de la Charité plusieurs cas d'érysipèles ; on doit cependant en conclure que le pansement ouaté n'en est pas un préservatif sûr.

Pansement de M. Lannelongue. — L'appareil dont se sert M. Lannelongue se compose d'une poche en forme de sac, dont la paroi est constituée par deux feuillets de caoutchouc, disposés comme le sont les deux feuillets du bonnet de coton. Un petit tube de caoutchouc garni d'un robinet permet l'injection d'air entre les deux membranes de l'appareil.

Le moignon se place dans la cavité centrale de cet appareil ; l'ouverture de cette cavité est large et permet l'introduction du moignon, sans frottement. Puis on procède à l'insufflation de la cavité limitée par la double paroi. L'arrivée de l'air refoule la membrane intérieure vers le moignon; cette membrane chasse l'air contenu dans la cavité centrale, et s'applique à la surface du moignon. Cette application est un fait des plus remarquables, elle a lieu sur tous les points de la surface du moignon, dans les dépressions comme sur les parties saillantes ; elle est aussi exacte que possible. Quant à la membrane externe, pendant l'arrivée de l'air, elle se développe, se tend et prend la forme d'un gros cylindre dans lequel pénètre le moignon. On peut injecter de l'air en plus ou moins grande quantité, et à la rigueur on pourrait aller jusqu'au moment où l'élasticité de la membrane externe est sur le point d'être vaincue et menacée de se rompre. On doit s'arrêter dès que la membrane externe est suffisamment tendue. A ce moment l'air contenu entre les deux membranes a atteint un certain degré de tension qui explique la compression exercée sur la porion du membre reçue dans la poche.

Cette compression se distingue par une égalité dans sa répartition sur tous les points du membre emprisonné, par l'absence de toute douleur, quelle que soit la durée de son application, et par l'absence de toute réaction locale de la partie comprimée.

Ce manchon d'air entretient une température à peu près constante à la surface du membre, et il permet facilement l'issue des liquides de la plaie ; il suffit pour évacuer ces liquides d'élever l'extrémité du moignon. Ces liquides coulent le long du membre, entre la paroi interne et la peau, et l'on peut les recevoir sur une éponge dès qu'ils apparaissent au dehors de l'appareil. Enfin le chirurgien peut, s'il le désire, enlever chaque jour cet appareil et se rendre compte de l'état du moignon. Aucun pansement particulier n'est appliqué sur la plaie, l'appareil maintient les lambeaux très-exactement appliqués l'un contre l'autre. L'instrument de M. Lannelongue n'a pas encore été assez employé pour qu'il nous soit permis de porter un jugement sur sa véritable valeur. M. Lannelongue l'a employé une fois dans un cas d'amputation de jambe chez un enfant. Le petit malade a guéri.

II

PANSEMENTS RENOUVELÉS.

Nous avons dit précédemment que lorsque la réunion par première intention ne réalise pas les vues du chirurgien et qu'il survient de la douleur, du gonflement et de la rougeur autour des points de suture, les bords de la plaie tendent à s'écarter, et la suppuration devient inévitable. Nous avons conseillé alors d'enlever au plus vite les sutures ou les bandelettes pour recourir à un autre mode de pansement, en commençant par les applications émollientes. La plaie rentre dès lors dans les conditions de celles qui doivent suppurer, comme les plaies avec perte de substance. Elle peut être soumise aux deux ordres de pansements : la réunion secondaire ; *pansement rare* ou *pansement renouvelé.* Nous allons nous occuper maintenant du pansement renouvelé ou *pansement à plat.* Le pansement à plat consiste à couvrir une plaie de charpie sèche ou enduite d'un topique. La première indication est de soustraire la surface de la plaie au contact irritant et douloureux de l'air. Outre cet avantage, la charpie en possède un autre dans les plaies récentes, c'est d'absorber le sang et la sérosité qui s'écoulent des petits vaisseaux divisés. Si la plaie est profonde, la charpie est roulée en boulettes qu'on introduit au fond de la solution de continuité et qu'on recouvre d'un large plumasseau. Quelques chirurgiens imprègnent préalablement cette charpie d'un mélange d'eau et d'alcool pur ou camphré. La charpie en boulettes, en s'imbibant de sang et de sérosité, constitue un corps solide qui, soutenu par le reste de l'appareil, s'oppose à la sortie du sang.

En dehors des plaies profondes et anfractueuses, le pansement qui convient le mieux pour les plaies qui doivent suppurer, est celui qui consiste dans l'application d'un linge fenêtré glycériné, en contact avec les tissus divisés et recouvert de légers plumasseaux de charpie que maintiennent des compresses et un bandage circulaire serré dans une juste mesure ou encore d'un linge cératé.

Il faut se garder d'exercer une contention trop forte qui deviendrait douloureuse à la suite du gonflement que présente la partie quand la suppuration tend à s'établir ; il faut aussi, dans le premier pansement et dans ceux qui suivront, éviter de surcharger et d'échauffer la plaie en employant trop de linge et de charpie. Nous ne reviendrons pas ici sur ce que nous avons longuement exposé relativement à la levée du premier appareil et aux pansements consécutifs. Généralement le premier appareil est laissé en place pendant quelques jours jusqu'à ce que le travail de suppuration soit bien établi à la surface de la plaie. On pourrait cependant, par mesure d'hygiène, si le malade était incommodé par l'odeur fétide des linges souillés de liquides en décomposition, renouveler les pièces extérieures du pansement et laisser la charpie qui repose sur la plaie et lui est adhérente. Lorsque la suppuration est établie, la charpie, lors du premier pansement, se détache aisément et les boulettes de charpie mises dans les plaies profondes s'extraient facilement avec les pinces à pansement.[1]

La levée du premier appareil du pansement à plat exige beaucoup de précautions, à cause des adhérences des pièces du pansement entre elles et à la surface de la plaie. Il faut éviter d'exercer des tiraillements qui seraient douloureux et détermineraient un léger écoulement de sang. Ces inconvénients sont très-atténués ou même n'existent plus lorsque la plaie n'est complétement pansée qu'après l'établissement de la suppuration. On commence par enlever la bande dont il est facile d'extraire les épingles qui la retiennent, si l'on a eu soin de fixer celles-ci dans un point opposé à la plaie où elles ne puissent s'oxyder par le contact des liquides sécrétés. On défait la bande en l'enroulant sur elle-même, et si ses circulaires ont contracté des adhérences entre elles, il est aisé de les détacher avec les doigts de la main gauche tout en fixant les parties profondes du pansement pour éviter tout ébranlement. Les compresses sont ensuite enlevées avec les mêmes précautions. En soulevant les parties voisines de la plaie, et en détachant lentement la partie qui lui est immédiatement superposée, l'appareil du pansement tombe et s'enlève en bloc sans aucune douleur pour le malade. Cette manœuvre est facilitée par l'emploi du linge troué enduit de glycérine qui recouvre immédiatement la plaie. Si celle-ci contient des boulettes de charpie, il peut arriver qu'une ou plusieurs de ces boulettes restent adhérentes au fond; de crainte d'exciter de la douleur, mieux vaut les laisser si elles résistent à une légère traction; elles se détacheront au pansement suivant. Enfin, en enlevant l'appareil, il faut avoir soin de n'exercer aucune traction sur les fils qui lient les vaisseaux.

M. Demarquay s'abstient, à l'exemple de Ph. Boyer, des lotions d'eau tiède pour détacher les pièces du pansement, et pense, comme lui, que le lavage de la plaie est au moins inutile, sinon préjudiciable au travail de la cicatrisation. Si la suppuration est abondante, il convient d'enlever le pus au moyen de boulettes molles de charpie qu'on appuie légèrement pour éponger, sans exercer aucun frottement sur la surface de la plaie. Si, dans le cours du traitement, les bords de celle-ci et la peau environnante sont salies, il suffit, pour les nettoyer, d'une compresse mouillée. Le pansement glycériné a d'ailleurs l'avantage d'entretenir la plaie dans un état de propreté qui rend les ablutions inutiles. Le pansement à plat est ordinairement renouvelé tous les jours, à moins que l'abondance de la suppuration ne nécessite, en été surtout, un double pansement. En dehors de cette nécessité, le renouvellement fréquent de l'appareil, pour une plaie qui ne suppure pas trop, serait une cause de trouble et d'irritation. Les éléments du pansement sont les mêmes : le linge troué glycériné en contact avec la plaie et recouvert de plumasseaux de charpie maintenus par les compresses, que retiennent les circulaires modérément serrées du bandage.

Dans les plaies qui suppurent et dont la cicatrisation offre un travail de prolifération, le chirurgien, dans les pansements consécutifs, n'assiste pas en spectateur indifférent à la réparation qui s'opère. Il doit intervenir directement pour activer la cicatrisation au besoin, ou pour ramener la plaie aux conditions normales de son évolution. Des caustiques usités autrefois, le crayon d'azotate d'argent est à peu près le seul généralement employé. On n'a recours à des caustiques plus actifs que dans les plaies qui ont un mauvais aspect ou dont il faut modifier profondément la vitalité. La cautérisation des bourgeons charnus par le nitrate d'argent a pour objet d'aviver ceux qui sont pâles et mous ou de réprimer ceux qui sont exubérants : il est souvent nécessaire d'y recourir de bonne heure et d'y revenir à des intervalles même rapprochés. La cautérisation légère ou forte, mais sagement ménagée selon le but qu'on veut atteindre, hâte la transformation des bourgeons charnus en tissu de cicatrice.

Le pansement à plat est indiqué dans un très-grand nombre de plaies contuses, et principalement dans les plaies par armes à feu, soit qu'elles aient nécessité un débridement, soit qu'il ait fallu faire des incisions pour aller à la recherche, aux environs ou loin de la plaie, du projectile et des corps étrangers divers qu'il entraîne avec lui dans la profondeur des tissus. Malgré quelques faits brillants, mais exceptionnels, cités par Roux et par M. Sédillot, le précepte formel de ne pas réunir immédiatement les plaies par armes à feu ne saurait être modifié. Ces sortes de plaies présentent des phénomènes tellement différents de ceux des autres plaies qu'elles nécessitent une étude particulière; et les indications de leur traitement sont tellement importantes, multiples et spéciales, qu'entreprendre de parler ici de leur pansement serait écourter un trop vaste sujet et s'éloigner de notre but, qui est de donner une idée générale de l'application des règles du pansement à toutes les plaies.

La suppuration, ainsi que nous l'avons démontré, n'est pas nécessaire au travail de cicatrisation; c'est même lorsque le pus commence à diminuer que celle-ci commence à se montrer. Aussi les défenseurs de la réunion médiate, en s'appuyant sur ce principe que la suppuration est nécessaire pour une bonne cicatrisation et qu'elle est elle-même le résultat du développement des bourgeons charnus, compromettaient par là même leur conséquence comme émanant d'un principe faux. Il est des circonstances dans lesquelles cependant la suppuration est utile, mais à un autre point de vue, lorsqu'elle aide à l'élimination de corps étrangers, d'eschares, de parties altérées. Le chirurgien évite alors de laisser la plaie se réunir par première intention; il agit ainsi après l'ouverture d'une collection purulente, et lorsqu'il veut amener une plaie à cicatrisation du fond à la surface, comme après l'incision d'un trajet fistuleux. Quand la suppuration commence à tarir et que les granulations sont bien développées dans toute l'étendue de la plaie, le chirurgien peut, suivant les circonstances, varier le mode de pansement. Il a alors à examiner si la plaie doit continuer à se cicatriser à la surface, ou si elle peut et doit être réunie par seconde intention.

Cette réunion, appelée aussi réunion immédiate secondaire, a été proposée par O'Halloran pour obtenir la cicatrisation après l'amputation de la jambe par la méthode à lambeau, mode mixte qui succède au pansement à plat et qui découle de la réunion immédiate par les bandelettes; cette sorte de pansement convient à un grand nombre de plaies. Opposée dans le principe à la réunion primitive, elle a fini par lui céder la place; mais ses avantages incontestables l'ont maintenue dans la pratique. Ne pouvant être adoptée comme méthode d'élection, elle est restée comme méthode de nécessité applicable dans les cas où le rapprochement primitif ne peut être tenté et dans ceux où, après un essai, il a dû être abandonné. Dans les plaies où il y a des lambeaux dont l'adhésion primitive ne s'est pas effectuée, la réunion secondaire peut donner des succès, du moment que les surfaces peuvent être affrontées. La plaie rentre dès lors dans la plupart des bonnes conditions de la réunion primitive sans exposer aux inconvénients qui peuvent accompagner celle-ci ; aussi les résultats ultérieurs, comme la forme linéaire de la cicatrice, sont-ils identiques.

L'époque à laquelle le pansement à plat doit être abandonné pour la réunion ne saurait être indiquée d'avance; le chirurgien en juge d'après l'état de la plaie. Lorsqu'elle est recouverte de ces bourgeons vermeils qui sont le prélude de la guérison, on en rapproche les bords au moyen de bandelettes agglutinatives et de bandages. On n'emploie guère les sutures parce que l'adhésion ne s'effectuant qu'après un temps assez long, les fils arriveraient, avant qu'elle ne fût achevée, à sectionner les lèvres de la plaie. L'action des agglutinatifs est aidée par la position et les bandages; on peut même la préparer à l'avance, en exerçant des pressions et de douces tractions sur les bords de la plaie au moyen de bandages. Quelquefois la totalité des lèvres de la solution de continuité ne peut être ramenée au contact; on tente alors la réunion partielle des parties qui arrivent à se toucher et l'on diminue ainsi la durée du traitement et l'étendue de la cicatrice. A l'aide de compresses graduées exerçant une douce pression sur les parties voisines on agit sur les parties profondes de la plaie que cette pression tend à rapprocher. Lorsqu'une plaie est difficile à combler, lorsque ses bords par leur tension ne peuvent être réunis, ou que la forme est défavorable à la guérison, comme la forme circulaire par exemple, on tâche parfois de remédier à ces inconvénients en pratiquant une ou deux incisions à la circonférence de la plaie, lorsqu'elle est superficielle et que, par ce moyen, on espère en modifier la forme et en rapprocher les lèvres.

Outre la forme, différentes causes retardent la cicatrisation des plaies. Nous ne parlerons pas ici des influences générales, mais seulement des causes locales qui dépendent directement de la solution de continuité. Le siége qu'elle occupe peut nuire à la cicatrisation. Au coude, au genou, par exemple, la peau naturellement un peu tendue et tiraillée plus ou moins par les mouvements de l'articulation ne se prête pas aisément aux conditions qu'exige l'adhésion. La suppuration est quelquefois entretenue, dans les plaies contuses en particulier et spécialement dans les plaies par armes à feu, par la présence d'un corps étranger ou d'une esquille détachée d'un os voisin. L'étendue et la profondeur de la solution de continuité peuvent en retarder indéfiniment la réparation; ainsi qu'on l'observe dans les grandes plaies avec perte de substance, après qu'une masse musculaire a été broyée et enlevée par un projectile. Dans les plaies anfractueuses ou dans celles qui ont été mal pansées, des clapiers, des fusées purulentes, retardent la guérison. Il faut évacuer le pus et modifier les surfaces par des injections détersives, des injections iodées surtout, et s'opposer à l'accumulation des liquides à l'aide de la compression exercée par des compresses graduées.

Le pansement doit être modifié à mesure que la plaie marche vers la cicatrisation. La suppuration s'amoindrissant de plus en plus, la quantité de charpie destinée à l'absorber est progressivement diminuée ; enfin il arrive un moment où le linge glycériné et la charpie deviennent complétement inutiles. Le travail cicatriciel ne suit pas une marche constamment régulière, et quelquefois le chirurgien est obligé d'intervenir pour le diriger à une époque même très-rapprochée de la guérison définitive. Alors, en effet, on remarque quelquefois que les bords de la plaie s'épaississent et que le fond présente des bourgeons luxuriants. Des applications émollientes sont utiles pour modifier l'état presque calleux des bords ; le crayon de nitrate d'argent doit être vigoureusement promené sur le fond de la plaie pour en réprimer les granulations. Dans d'autres cas, et chez certains malades qui ont à cet égard une disposition spéciale et fâcheuse, les plaies, au bout d'un temps souvent fort long, ne peuvent arriver à une cicatrisation définitive ; elles semblent manquer de ton et de vitalité. Des pansements avec le styrax, le seul qui reste des nombreux digestifs usités par les anciens et tombés peut-être à tort dans un trop profond oubli ; des applications de charpie et de compresses imbibées de vin aromatique ; la cautérisation légère de la plaie avec le crayon de nitrate d'argent, réveillent et activent le travail de cicatrisation.

La cicatrice, qui est un tissu jeune qui doit subir de

lentes modifications avant d'arriver à sa consistance définitive, réclame des moyens protecteurs qui l'isolent du contact des agents extérieurs. Le but est le même, mais les moyens destinés à le remplir varient suivant une foule de circonstances telles que l'étendue, le siége, la consistance du tissu cicatriciel, qui, près d'une articulation, en peut réclamer la presque immobilité, et tantôt n'a besoin que d'une compresse ou d'une lame d'agaric, tandis qu'il exige parfois des appareils protecteurs plus solides et plus compliqués.

DES AGENTS DE PANSEMENT.

Nous n'avons pas l'intention de décrire longuement tous les agents de pansement. Plusieurs d'entre eux, tels que les différentes sutures qui assurent la réunion primitive et les agglutinatifs qui servent à cette réunion et au rapprochement secondaire, se trouvent exposés dans les chapitres précédents. Nous indiquerons seulement quelques-uns de ces agents ; nous insisterons davantage sur quelques autres d'un usage plus général et par là mieux connus dans leur action.

Le nombre des agents de pansements est en quelque sorte infini ; à ceux dont la description va être présentée dans les pages suivantes, il faudrait pour être complet ajouter un nombre assez considérable de substances employées aux différentes pharmacopées ;

il se passe peu d'années que les journaux en médecine ne viennent encore en augmenter le nombre.

Les chirurgiens de l'antiquité et les chirurgiens arabes avaient multiplié à l'infini le nombre des topiques. Leur application successive et variée reposai sur une connaissance très-imparfaite de la plaie. Dans l'ignorance des phénomènes qu'elle présente, on pensait pouvoir commander à la nature et l'obliger par l'emploi de tel agent à répondre à l'indication fixée d'avance par le chirurgien. Une notion plus complète devait ramener à plus de simplicité dans le pansement, en montrant que la nature fait tous les frais de la cicatrisation, et que, pour être intelligente, l'intervention doit consister à écarter tout ce qui peut nuire à la réparation et à réaliser les conditions qui la favorisent. On est bien éloigné généralement aujourd'hui de croire à la nécessité des topiques différents répondant aux phases successives de la plaie; on sourit au précepte de Guy de Chauliac qui veut que le chirurgien ait toujours sur lui cinq onguents : le basilicum comme maturatif, l'onguent des Apôtres pour mondifier, l'onguent blanc pour consolider, l'onguent doré pour incarner, le dialthœa pour adoucir. Cependant je dois observer que dans bien des cas on a reconnu la nécessité de changer un mode de pansement au bout d'un certain temps, alors que dans les premiers jours il avait très-bien réussi. Il m'a même paru quelquefois que le mode de pansement le plus avantageux à un certain moment devenait le plus mauvais lorsque la plaie était dans une autre phase de sa cicatrisation

La réaction qui s'est accomplie contre la diversité et la mutiplicité des modes de pansement, si intelligente et si justifiée qu'elle eût été, n'a-t-elle pas, comme beaucoup de réactions, dépassé le but, et, à trop de complication n'a-t-elle pas substitué une simplicité trop grande? Bien qu'ils n'aient pas pénétré dans l'intimité des phénomènes physiologiques de la plaie, les anciens se sont-ils constammeut abusés sur les résultats qu'ils observaient à la suite des applications topiques diverses auxquelles ils recouraient? Dans une certaine mesure il est permis d'en douter. Aujourd'hui que la connaissance complète de la physiologie des plaies montre que si l'on ne peut plus prétendre à régir le travail de réparation, du moins on peut en réprimer les écarts, en hâter les phénomènes, en régler la direction : en un mot, il est permis de chercher à obtenir quelques-uns des résultats que poursuivaient les anciens et de s'engager dans la même voie qu'eux, mais avec plus de mesure, moins d'inexpérience et plus de lumière. L'application des gaz aux différentes plaies fait espérer que dans ce sens il y aura des résultats atteints.

Les pansements réduits aujourd'hui à des éléments assez simples exigent un certain nombre de pièces dont la réunion constitue ce que l'on appelle un appareil. Ce sont les instruments de pansement, tels que ciseaux, pince à anneaux, spatule, rasoir, stylet, sondes, drains, fils, aiguilles, porte-mèche, porte-caustique, etc. Ce sont les pièces du pansement proprement dites, les topiques divers et quelques objets accessoires. Ces derniers consistent dans des vases remplis d'eau tiède, des éponges fines pour laver et nettoyer, un ou plusieurs bassins pour recevoir les pièces d'appareil, des alèzes pour garnir le lit, des coussins, des cerceaux, des bougies allumées au besoin. Le chirurgien devra veiller à ce que ces différents objets soient de la plus grande propreté, n'aient pas servi même si cela est possible; il pourra enfin, à l'exemple de Lister, les désinfecter par les solutions phéniquées.

Les pièces de pansement proprement dites doivent séjourner plus ou moins longtemps sur les plaies et être remplacées par d'autres de même nature. La charpie brute est une réunion de filaments emmêlés, plus ou moins longs, de 6 à 10 centimètres environ, extraits de morceaux de toile de chanvre, blanche de lessive, modérément fine et à demi usée. La charpie doit être fraîche, molle et souple. Ses qualités varient suivant les formes diverses qu'on lui donne. Appliquée sèche sur les plaies elle excite légèrement leur surface et en absorbe très-bien le pus. Elle les protége contre les agents extérieurs et les maintient dans une température égale. Disposée en plumasseaux, c'est-à-dire en une masse plus ou moins épaisse où tous les brins sont disposés parallèlement dans le sens de leur longueur, la charpie est plus molle, plus douce, plus aérée, plus légère, s'enlève plus aisément quand le pansement est renouvelé, mais dans cet état absorbe moins bien le pus. La charpie en boulettes, en rouleaux de volume et de consistance variables, sert pour le pansement des plaies profondes dont elle maintient les parois écartées. Les bourdonnets formés par la réunion d'un grand nombre de brins de charpie parallèles et assez fortement serrés, sont peu utilisés dans les plaies, parce qu'ils gênent l'écoulement du pus. Ils sont principalement usités dans le tamponnement du vagin et du rectum. La mèche est un amas de longs fils parallèles que l'on introduit entre les lèvres d'une plaie pour en empêcher la réunion ou pour faciliter la sortie du pus. La charpie râpée, qui se prépare en râpant avec un couteau un morceau de linge bien tendu, est plus fine que la charpie brute, elle fait plus qu'exciter les plaies, elle les irrite. Aussi modifie-t-elle la surface blafarde et les granulations molles d'une plaie atonique. Elle adhère facilement aux tissus et peut former avec le sang d'une plaie récente une croûte sèche et dure sous laquelle se fait la cicatrisation.

Les aigrettes du typha, proposées pour remplacer la charpie, ont été trouvées trop irritantes et pas assez absorbantes et rejetées après les essais tentés par M. le le baron J. Cloquet et Velpeau. Le coton, la charpie anglaise ou tissu-charpie, la filasse, l'étoupe, l'éponge, l'amadou, sont presque inusités en France. Le coton peut, dans certaines circonstances, remplacer la charpie; il est utilement employé dans le traitement des brûlures vastes et superficielles.

L'amadou ou agaric de chêne n'est guère usité que dans des plaies récentes, profondes, anfractueuses. Il fait partie des agents dits absorbants, qui ont la propriété de se pénétrer du sang qui s'écoule et de former en quelque sorte avec lui un composé solide et adhérent, qui s'oppose à son écoulement ultérieur.

Aussi arrête-t-il très-bien le sang donné abondamment par de petits vaisseaux ou par suintement. Il en est de même de l'éponge qui s'attache fortement aux parties comme l'agaric et qui, comme lui, ne s'en détache quelquefois qu'avec difficulté et après un temps assez long. « C'est surtout à l'éponge, dit Sabatier (1), que s'adresse ce reproche ; les larges porosités que présente sa surface, permettent aux bourgeons charnus qui s'élèvent de la plaie de pénétrer dans les cavités qui la divisent, de s'y développer et d'y végéter ; de telle sorte qu'au bout de quatre, cinq ou six semaines, ou même au bout de plusieurs mois, il arrive souvent que l'éponge n'est pas encore détachée. Dupuytren a plusieurs fois été obligé d'enlever, par parcelles, avec des pinces et des ciseaux et au moyen d'une véritable dissection, des portions considérables d'éponges ainsi adhérentes aux plaies.

Les linges qui servent aux pansements doivent être de toile de chanvre ou de lin, ni trop fine, ni trop grosse, à demi usée et blanche de lessive. Nous ne décrivons pas les compresses dont les formes varient suivant certaines nécessités du pansement : la compresse carrée, la longue, la longuette, la triangulaire, la croix de Malte, la compresse fendue à deux ou trois chefs, la fronde, la compresse graduée qui sert à comprimer et à rapprocher légèrement les parties. Les compresses servent à maintenir la charpie sèche ou

(1) Sabatier, Dupuytren, *Médecine opératoire*, t. I, p. 103.

enduite d'un topique, au contact de la plaie; imbibées d'un liquide, elles sont quelquefois mises en contact direct avec celle-ci. La compresse fenêtrée ou linge troué sert à mettre un corps gras dont une de ses faces est enduite, comme le cérat, ou un topique dont elle est complétement imprégnée, comme la glycérine, au contact d'une solution de continuité. Par les découpures, les ouvertures qu'il présente, ce linge livre aisément passage aux liquides de la plaie qui sont absorbés par la charpie placée au-dessus de lui. Il peut être enlevé avec cette même charpie à chaque pansement sans presque occasionner de douleurs au malade.

Les meilleures bandes sont celles de toile de chanvre à demi usée; elles doivent être coupées à droit fil, sans ourlets, être à la fois souples et résistantes; leur longueur varie entre 1 et 10 mètres; leur largeur entre 3 centimètres et 1 décimètre. Roulées en un ou deux globes, on les applique sur les pièces d'un pansement pour les fixer. L'application méthodique des bandes constitue cette partie des pansements désignée sous le nom de *bandages*. Comme nous avons précédemment indiqué les précautions à prendre pour ne pas exercer sur les parties une trop forte striction avec la bande qui maintient un pansement, et que nous avons recommandé les soins que réclame l'enlèvement de la bande lorsque ses circulaires sont collés par les liquides exhalés de la plaie pour n'exercer sur celle-ci aucun tiraillement fâcheux, nous ne reviendrons pas sur l'application des bandages aux différentes plaies. Nous dirons seulement qu'on ne saurait apporter trop de soins et de minutie dans cette application ; qu'il ne faut pas mettre le premier chef sur la plaie pour éviter la douleur que déterminerait la pression du doigt nécessaire pour maintenir en place ce premier chef, qu'il faut, si le bandage a besoin d'être un peu serré, exercer la constriction au-dessus et au-dessous de la plaie et non pas sur elle ; éviter que les renversés de la bande ne portent sur la plaie et que la bande ne finisse sur celle-ci ; enfin avoir soin, en arrêtant la bande avec deux épingles, de les diriger obliquement de chaque angle du bout de la bande vers son milieu, la tête tournée vers l'angle, la pointe vers le milieu et celle-ci piquée dans l'épaisseur des circulaires. Grâce à ce petit détail, non-seulement l'épingle ne peut plus ni piquer ni rien accrocher, ce qui serait pour le malade une douleur portant sur sa plaie, mais plus la bande tend à se défaire, plus elle enfonce l'épingle, puisqu'elle tire sur sa tête, au lieu de tirer sur la pointe. Dans les plaies exposées qui suppurent, la surface est mise directement en rapport avec les topiques qui exercent une action évidente sur elles. Je ne saurais faire la longue énumération des topiques cités par les écrivains et dont la plupart sont tombés dans l'oubli, l'onguent napolitain, le digestif, le styrax et les cérats, sont ceux dont l'emploi est le plus fréquent. On les étend par couches plus ou moins épaisses sur des plumasseaux et des linges troués, de sorte que, tout en agissant comme topiques, ils empêchent l'adhérence des pièces qu'ils recouvrent.

Nous étudierons successivement les pansements avec les corps gras, cérat et glycérine; puis les désinfectants; enfin l'eau, l'alcool, le perchlorure de fer, etc.

PANSEMENT AU CÉRAT.

Le cérat de Galien est le topique généralement appliqué sur les plaies qui suppurent, celui de Goulard est spécial aux brûlures; or, ces topiques si analogues sont doux, n'ont qu'une action peu active et paraissent plus destinés, le premier surtout, à être un préservatif contre l'adhésion des pièces d'appareil qu'à être un dessiccatif. Le sel de plomb qui entre dans la composition du cérat de Goulard lui communique une propriété astringente spéciale. L'application du cérat dans toute l'étendue de la plaie, au moyen du linge fenêtré, est une innovation due à Larrey qui, dans sa campagne de 1792, manquant de charpie, eut l'idée de recouvrir les plaies d'un linge enduit de cérat et percé de trous par-dessus lequel il plaça, en guise de corps absorbant, de la mousse et des feuilles sèches. Mais ce n'est que plus tard que l'usage du linge fenêtré se répandit et devint général, grâce au puissant patronage de Dupuytren.

Ce mode de pansement a cependant rencontré des contradicteurs qui préféraient mettre les plumasseaux en contact direct avec la plaie. Ph. Boyer (1) résume en quelque sorte les avantages de ce dernier pansement. « Quelques praticiens », dit-il, « emploient dans le pan-» sement à plat un linge fin fenêtré, enduit de cérat ; » ils trouvent que son contact est plus doux, et que la » levée du premier appareil est plus facile. Si cette » opinion n'était qu'une erreur je ne la combattrais » pas, mais elle est une faute, parce que le but que se » propose l'homme de l'art n'est pas seulement de » couvrir la plaie et de la préserver du contact de » l'air, il veut encore apporter un obstacle à l'écoule-» ment du sang ; or, le linge cératé, loin de s'opposer » au cours du sang le favorise, parce qu'il ne peut pas » s'imbiber du liquide qui sort et que celui-ci, coulant » sur le cérat, ne s'épaissit pas en caillot, de sorte » que, si une hémorrhagie survient, elle continue » jusqu'à ce qu'on ait renouvelé le pansement. J'ajou-» terai que, des deux moyens que je conseille, le » premier est bien préférable au second. Par le pre-» mier, vous fermez chaque orifice de vaisseau, cha-» que brin de charpie pouvant s'appliquer sur chaque » point correspondant de la plaie, tandis que, par le » second, vous opposez à une plaie, dont le fond » n'est pas très-égal, une surface parfaitement plane et » sans aucune saillie. »

(1) *Loc. cit.*, p. 47.

Dans les plaies qui suppurent, le pansement au cérat ne laisse pas de présenter de sérieux inconvénients. Le cérat qui reste en usage un certain temps, dans une salle d'hôpital, non-seulement tend à rancir, mais se charge en outre de tous les miasmes, corpuscules, agents morbifiques dégagés et suspendus dans cette atmosphère et les met ensuite au contact d'une surface aussi éminemment absorbante que la plaie. Si le linge fenêtré enduit de cérat se détache facilement lorsqu'on renouvelle le pansement, il a l'inconvénient au bout d'un certain temps de salir les bords de la plaie. On se trouve obligé pour les nettoyer de les racler avec la spatule en courant le risque de compromettre, dans une certaine mesure, le travail cicatriciel qui commence seulement. Il devient nécessaire aussi de se servir de lotions d'eau tiède, soit pure, soit émolliente, mais dont l'emploi, au moins inutile, est le plus souvent nuisible à la réparation de la plaie. Le cérat d'ailleurs n'a par lui-même aucune action utile sur la cicatrisation, si même il est employé en trop grande quantité, au lieu de la favoriser, il s'y oppose en laissant les bourgeons charnus s'hypertrophier et s'amollir. Aussi dans les plaies pansées de cette manière est-on obligé d'avoir souvent recours au crayon de nitrate d'argent, pour réprimer la couche des granulations. Ce sont ces inconvénients qui tendent à faire abandonner le pansement cératé et qui ont porté à lui substituer avec avantage, dans ces dernières années, le pansement par la glycérine et le pansement alcoolique.

GLYCÉRINE.

Parmi les substances employées dans les pansements des plaies, il en est une dont le monde médical et chirurgical s'est occupé surtout depuis un certain temps, nous voulons parler de la glycérine.

Découverte par Scheele en 1779, elle a été d'abord utilisée dans l'industrie et ce n'est qu'en 1844 que Thomas de la Rue l'employa dans un cas de brûlure. Nous ne ferons point ici l'histoire thérapeutique de la glycérine, nous dirons seulement que depuis cette date jusqu'en 1855, époque à laquelle M. Demarquay commença à l'expérimenter sur les plaies de son service, elle avait été tour à tour employée dans les maladies cutanées, la scrofule, la tuberculose, et comme moyen de conserver les substances végétales et animales, etc.

La glycérine est, comme l'a démontré M. Berthelot, un alcool triatomique. On l'obtient en l'extrayant des eaux qui s'écoulent dans la fabrication des bougies après la saponification des corps gras. Mais à cet état la glycérine n'est pas parfaitement pure, et l'on peut attribuer à cette impureté les insuccès si nombreux qu'on a obtenus lorsqu'on a commencé à l'expérimenter. Ceci nous amène naturellement, avant d'entrer en matière, à dire quelques mots des qualités que doit avoir ce corps, non pas que nous prétendions préconiser exclusivement ce mode de pansement, mais parce que nous croyons qu'on ne peut demander à une substance, quelle qu'elle soit, une action uniforme, qu'autant qu'elle réunira, toutes les fois qu'on voudra l'employer, les qualités qu'elle doit avoir à l'état de pureté.

La glycérine est souvent impure, soit qu'elle ait été mal préparée, soit qu'on ait voulu la falsifier. Quoi qu'il en soit, si elle est pure, elle doit réunir les conditions suivantes : elle doit être sans odeur et complétement incolore ; sa consistance doit être celle d'un sirop épais et sans action sur la teinture de tournesol ; elle ne doit pas changer de couleur si on la fait bouillir avec de la potasse caustique. Telles sont les qualités principales d'une bonne glycérine. Disons en terminant qu'elle demande à être parfaitement à l'abri du contact de l'air, si l'on ne veut pas qu'elle s'hygrométrise et qu'elle perde sa consistance sirupeuse. Nous engageons les expérimentateurs qui auraient quelques doutes sur la fabrication de celle dont ils se servent à s'assurer par eux-mêmes de sa bonne qualité : ils échappent ainsi aux objections qu'on pourra leur faire, si leurs résultats ne sont pas conformes à ceux qu'ont obtenus les chirurgiens qui préconisent ce corps.

La glycérine s'emploie, soit pure, soit à l'état de glycérolé, dont les plus employés sont le glycérolé d'amidon et le glycérolé de tannin. Nous laisserons de côté ces dernières préparations très-peu usitées dans le traitement des plaies chirurgicales : ce serait nous éloigner de notre point de départ, et comme la glycérine n'entre ici que comme excipient, il serait facile d'objecter que les bénéfices obtenus sont dus à la matière médicamenteuse qu'ils contiennent. Nous dirons cependant que nous avons employé à l'hôpital Cochin le glycérolé de tannin dans les gerçures du sein et dans les plaies que nous avions faites au périnée pour en éviter la rupture, et que dans ces cas il nous a parfaitement réussi.

Comment agit la glycérine? Dans la séance du 18 novembre 1855, la Société de chirurgie n'a reconnu à la glycérine aucune propriété spéciale : elle n'agirait que comme tous les corps gras, c'est-à-dire en mettant les plaies à l'abri du contact de l'air. M. Demarquay s'est élevé contre ces conclusions, et pour lui, la glycérine se rapproche beaucoup plus de l'alcool que des corps gras; il lui reconnaît la propriété : 1° d'agir sur les éléments des tissus organiques et sur les globules de pus; 2° de conserver les matières organiques, soit animales, soit végétales; « elle aurait un pouvoir conservateur et antiputride». Nous ne suivrons point ce savant chirurgien dans ses démonstrations. Nous nous demanderons seulement si l'on peut rigoureusement s'appuyer sur les propriétés que M. Robin reconnaît à la glycérine pour conclure que « les tissus vivants reçoivent des modifications identiques et qu'ils peuvent être ramenés à l'état normal alors que la vie y a été troublée par quelque influence morbide ».

Le pouvoir conservateur et antiputride de la glycérine paraît même prouvé, si nous consultons les expériences qui ont été faites par lui avec le concours de M. Luton. Mais son action est-elle la même sur les tissus vivants et par conséquent sur les plaies chirurgicales? Avant de répondre, résumons en quelques mots la manière de l'employer.

Le pansement à la glycérine se fait absolument comme le pansement au cérat. Comme pour celui-ci on se sert d'un linge fenêtré, de charpie, de compresses et d'une bande. Le linge fenêtré est soigneusement trempé dans la glycérine et même exprimé plusieurs fois, comme on le ferait d'une éponge, afin que toutes les parties soient parfaitement imbibées. M. Demarquay recommande avec soin ce détail, qui, selon lui, serait d'une très-grande importance, en ce sens que s'il était négligé, le linge pourrait se coller à la plaie. « Après l'avoir laissé égoutter on l'applique sur la plaie, et lorsque la glycérine est pure, le malade n'éprouve à son contact aucune sensation douloureuse, il ressent seulement une légère ardeur beaucoup moins désagréable que le froid produit par le cérat (1). » On couvre le linge d'un gâteau de charpie qu'on maintient avec plusieurs compresses sur lesquelles on enroule une bande ordinaire. M. Demarquay conseille, si la plaie est récente, d'imbiber également la charpie que recouvre le linge fenêtré.

Ce pansement sera renouvelé aussi souvent que

(1) Demarquay, *De la glycérine et de ses applications à la chirurgie et à la médecine*, Paris, 1755.

l'abondance de la suppuration le réclamera. Il semble même qu'on puisse le laisser en place plus longtemps, la sécrétion du pus paraissant diminuer un peu sous son influence. Les avantages de ce pansement sont incontestables, la glycérine a sur le cérat l'immense avantage de déterger, de nettoyer la plaie au lieu de la salir. Nous savons tous que le cérat s'accole à la plaie, qu'on est obligé, tous les deux ou trois jours, d'employer la spatule pour enlever cette couche quelquefois assez épaisse que recouvrent les bourgeons charnus. Le linge glycériné laissé en place même trop longtemps se dessèche bien quelquefois, mais s'il est bien imbibé il faut encore un certain temps pour qu'il soit complétement sec, et même alors on peut l'enlever en le mouillant un peu sans qu'il reste rien sur la plaie.

La glycérine semble avoir une action directe sur la plaie. « Les plaies offrent le plus bel aspect et sont d'un rouge rosé et humide, indice d'une vitalité robuste, leurs bourgeons charnus n'ont jamais besoin d'être réformés et fournissent une cicatrice régulière (Demarquay). » Cependant ce bel état de la plaie n'a pas été toujours observé, et M. le baron Hippolyte Larrey, dans les nombreuses expériences qu'il a faites au Val-de-Grâce, a constaté que « la teinte rosée que revêtent les plaies dans les premiers temps ne tarde pas à pâlir et à devenir quelquefois blafarde, en même temps que leur surface, d'un bon aspect d'abord, finit par se couvrir d'une pellicule d'apparence épithéliale, qui en impose pour un tissu cicatriciel et qui n'est en réalité qu'une exsudation mécanique ou de produit inerte, dépourvu de vitalité, comparable à une couche de gomme ou de collodion et incapable de se vasculariser, de s'organiser et de constituer, en définitive, un véritable tissu de cicatrice. » Cette pellicule est-elle formée par une exsudation, comme le croit M. H. Larrey, ou par un dépôt de sulfate de chaux ou de chaux libre contenu dans la glycérine, comme le suppose M. Demarquay, c'est ce que nous ne pouvons savoir.

La glycérine aurait encore une influence très évidente sur la cicatrisation des plaies ; celle-ci se ferait beaucoup plus vite et serait rarement accompagnée d'accidents (érysipèle, infection purulente, pourriture d'hôpital). Ces faits observés et publiés par M. Demarquay doivent être pris en très-sérieuse considération, mais nous sommes porté à nous demander si les avantages de la glycérine sont aussi grands que le veut ce chirurgien distingué ; car si nous plaçons à côté des observations qu'il a recueillies les expériences que M. le baron Larrey a faites au Val-de-Grâce, nous voyons que tout en ayant des avantages incontestables, la glycérine n'a pas tous ceux qu'on lui prête et qu'elle a même des inconvénients. Nous rapporterons ici les conclusions du rapport inédit de M. Larrey à l'Académie de médecine.

1° La glycérine pure et bien préparée est moins altérable que le cérat pendant quelque temps et elle se prête mieux aux approvisionnements et aux transports nécessaires, surtout aux hôpitaux de l'armée. Mais si elle est mal préparée, elle s'altère facilement, elle devient rance et contracte une mauvaise odeur.

2° La glycérine comparée au cérat est plus propre à manier et à renouveler; elle ne salit pas les pièces d'appareils et dispense, dans les premiers temps, du lavage de la plaie, mais sa dessiccation prompte lui ôte bientôt les avantages recherchés dans l'application d'un corps gras et onctueux.

3° L'avantage réel, incontestable de la glycérine, est de nettoyer les plaies de mauvais aspect, de les déterger, de les ramener même à l'état de plaies récentes si elles sont anciennes.

Ce résultat promptement obtenu a certainement motivé les éloges trop exclusifs accordés tout d'abord à cette substance, car une fois produit, l'effet ne se soutient pas, il n'est plus le même et la plaie ainsi détergée s'irrite parfois, s'enflamme, ou reste stationnaire.

4° S'il est vrai que la glycérine diminue la suppuration, supprime la membrane des bourgeons charnus et favorise l'élimination des eschares superficielles, en produisant la dessiccation des plaies, elle n'opère en général ces heureux effets qu'à des conditions regrettables et nuisibles ; c'est ainsi qu'elle provoque successivement des sensations de picotement, de démangeaisons et d'irritations vives, de cuisson et de chaleur, de douleur enfin, qui rendent pénible et souvent insupportable ce mode de pansement, à tel point que les malades en réclament la suppression avec instance.

5° La glycérine, plus favorable au pansement des ulcères et des eschares superficielles qu'au pansement des plaies récentes, modifie aussi utilement, mais comme bien d'autres substances, la forme simple, bénigne et sporadique de la pourriture d'hôpital; elle est au contraire sans aucune efficacité contre la forme compliquée, maligne, épidémique et contagieuse de ce redoutable accident de blessures.

6° La cicatrisation n'est point accélérée, comme on l'a espéré, par ce mode de pansement; elle s'annonce d'abord, il est vrai, d'une manière favorable, mais plus tard elle n'avance plus, elle se trouve retardée quelquefois.

Comme on peut le voir d'après ces conclusions, M. Larrey, tout en reconnaissant à la glycérine certains avantages, lui attribue cependant dans certains cas des inconvénients et dans d'autres ne lui trouve aucune supériorité sur les autres corps gras ordinaires. Ces divergences d'opinion sont-elles dues, comme le pense M. Demarquay, à l'impureté de la glycérine employée? C'est ce que de nouvelles expériences viendront nous apprendre. Nous ne saurions trop recommander dans ce cas de ne négliger aucun des procédés cités plus haut pour s'assurer de la bonne qualité de ce produit; c'est le seul moyen de juger définitivement la question.

DÉSINFECTANTS.

Toutes les substances organiques animales ou végétales, placées dans des conditions spéciales, peuvent se décomposer et donner naissance à des produits nouveaux qu'il faut le plus souvent détruire ou neutraliser.

En effet, ces substances en décomposition développent une odeur infecte, sont une cause d'insalubrité permanente et constituent de véritables foyers d'infection putride, d'où s'exhalent des effluves, des miasmes, des germes, des spores, qui, propagés et transportés mécaniquement sur d'autres substances organiques, les altèrent et déterminent des décompositions analogues.

Ces miasmes et ces germes putrides produisent aussi chez les êtres vivants des altérations graves de l'organisme et des fonctions vitales.

C'est pourquoi les médecins et les hygiénistes ont recherché des substances antiputrides, antiseptiques, désignées sous le nom général de désinfectants.

On désigne sous le nom de désinfectants toute substance qui, par une action mécanique, catalytique, chimique ou physique, masque, neutralise ou détruit les mauvaises odeurs produites par les matières organiques en décomposition. Le nombre des substances désinfectantes est très-grand. Nous les classerons en trois groupes :

1° Les désinfectants mécaniques : corps poreux.

2° Les désinfectants chimiques.

3° Les antiseptiques.

Il faut ajouter à cette classification les désinfectants physiques : ventilation, élévation ou abaissement de la température ; vide ou soustraction du contact de l'air.

Mais ces agents, d'une efficacité réelle, ne sont pas de véritables désinfectants.

Leur action n'est que momentanée, ils ne peuvent réagir à la façon des substances proprement dites désinfectantes, ce sont plutôt des moyens qui ressortent de l'hygiène générale.

Parmi les désinfectants, il y a aussi à faire une distinction. Les uns sont plus spécialement destinés à purifier l'air, à assainir les appartements. Nous citerons le chlore (fumigation guytonienne), ou les corps qui en dégagent ; les fumigations nitreuses (ou de Smith) ; les vapeurs d'iode, de brome, d'acide acétique, les vapeurs aromatiques.

Les autres sont plus du ressort de la thérapeutique, elles n'ont pas seulement pour mission de faire disparaître les odeurs putrides, mais encore elles doivent s'opposer à la pyogénie, empêcher la décomposition de la matière purulente et modifier les surfaces suppurantes de manière à faciliter la réparation des tissus et la cicatrisation.

Désinfectants mécaniques. — Corps poreux, absorbants. Le véritable type des corps désinfectants absorbants, c'est le charbon très-divisé, obtenu de la calcination du bois ou des os en vase clos. Le charbon récemment calciné et pulvérisé possède, comme tous les corps poreux, mais à un degré plus élevé, la propriété d'absorber plusieurs fois son propre volume de gaz ou de produits odorants de toute espèce.

C'est le charbon d'os qui possède le plus grand pouvoir absorbant, à cause de la grande quantité de phosphate calcaire qu'il renferme.

Si l'on mélange à une masse liquide putréfiée du charbon pulvérisé en quantité convenable, tous les gaz produits par la putréfaction : acide carbonique, ammoniaque, hydrogène sulfuré, sulfhydrate d'ammoniaque, etc., seront absorbés et neutralisés dans les pores du charbon.

On peut de cette manière rendre inodore la matière la plus infecte. Une couche très-mince de charbon peut aussi désinfecter une substance solide, putréfiée, et c'est sur cette propriété que Malapert et Pichot ont basé leur fabrication de suaires carbonifères, destinés à ensevelir les cadavres et à combattre l'odeur putride qu'ils dégagent. Les mêmes auteurs ont proposé, pour certains pansements, une charpie carbonifère.

La parfaite innocuité du charbon, sa production, son mode d'emploi si facile, ses propriétés désinfectantes si rapides et souvent si complètes, en font un agent aussi utile à l'hygiène qu'à la thérapeutique.

Les filtres à base de charbon sont, comme on sait, employés journellement à la purification de l'eau destinée aux usages domestiques. Jusqu'à présent, aucune expérience n'a démontré que le charbon agisse autrement qu'en condensant et en absorbant les gaz de la putréfaction, sans agir sur le mouvement moléculaire de la décomposition : c'est en cela que le charbon présente une véritable infériorité vis-à-vis des autres désinfectants.

Désinfectants chimiques. — Les premiers, parmi les désinfectants chimiques, sont les corps métalliques, tels que les sels de fer, de cuivre, de manganèse, de plomb, de zinc, tous sels à base d'oxydes métalliques. L'action de ces différents sels est identique, ils agissent tous spécialement sur l'acide sulfhydrique et l'ammoniaque, que l'acide et l'ammoniaque soient combinés sous forme de sulfhydrate d'ammoniaque, ou qu'ils restent libres ou combinés avec l'acide carbonique. Par suite, tous les sels à base d'oxyde métallique qui produisent des sulfates insolubles et dont l'acide peut saturer l'ammoniaque ou le carbonate de cet alcali, réussissent à enlever aux matières fétides l'acide sulfhydrique et l'ammoniaque qu'elles contiennent.

Cette double décomposition s'opère instantanément, et si les sels métalliques sont employés en quantité convenable, c'est-à-dire en excès par rapport à la quantité de matière à désinfecter, non-seulement la désinfection est obtenue, mais encore la putréfaction elle-même est enrayée. C'est en ce fait que ces désinfectants métalliques se rapprochent des véritables antiseptiques. Ce sont les sels de fer et de zinc qui sont les plus usités. Viennent ensuite, comme désinfectants chimiques proprement dits, le chlore, le brome, l'iode (dont Duroy et Boinet ont si bien démontré l'action désinfectante), les hypochlorites alcalins. Les manganates et les permanganates doivent leur action à la forte proportion d'oxygène qui entre dans leur composition et qui les aide à produire la combustion des éléments organiques putréfiés.

Le chlore, l'iode, le brome, les hypochlorites, les permanganates, agissent sur l'ammoniaque et l'acide sulfhydrique, soit en les saturant, soit en les décomposant, soit enfin en brûlant la matière organique et en la rendant ainsi tout à fait inactive. C'est l'eau saturée de chlore ou les hypochlorites de soude ou de chaux qui sont usités en thérapeutique, en fumigations, en lotions, en injections, à cause du dégagement de chlore obtenu de ces préparations. On peut dire que le chlore est le désinfectant le plus complet, car il agit très-rapidement et il détruit et paralyse tous les ferments ou organismes infectieux.

L'iode, qui est moins actif, est surtout employé sous la forme de soluté alcoolique simple, ou additionné d'iodure de potassium.

Le brome a une action intermédiaire entre celles du chlore et de l'iode. On peut, d'une façon générale, reprocher à ces trois désinfectants leur action trop irritante sur les organes respiratoires.

Les permanganates et manganates de potasse ont été employés pour la première fois en 1859 par Condy, à la désinfection de l'air. Ils ont été employés depuis avec succès par Demarquay comme désinfectants dans le pansement des cancers, des abcès profonds et gangréneux, des plaies et collections purulentes et fétides. Pour l'usage thérapeutique, les permanganates doivent être prescrits cristallisés et en solution dans l'eau distillée pure, toute matière organique, sucre, glycérine, alcool, les décomposant instantanément. C'est à la charpie d'amiante qu'on devrait avoir recours pour l'emploi de ces sels. Pour l'usage externe la solution se prépare à 10 degrés.

L'action oxydante énergique des permanganates alcalins sur toutes les substances organiques en font les agents de désinfection les plus actifs et les plus précieux au point de vue thérapeutique.

Les acides azotique et chromique ont été regardés à tort comme agents de désinfection ; ils doivent, à notre avis, être rejetés et considérés pour ce qu'ils sont réellement, c'est-à-dire des caustiques énergiques.

Désinfectants antiseptiques. — Ces corps sont des désinfectants d'un ordre spécial. Leur action ne se borne pas à modifier ou à détruire les odeurs infectieuses ; mais ils s'opposent de plus à la décomposition initiale des matières organiques et ils peuvent alors conserver la matière décomposable en empêchant son altération. C'est ainsi que pour la conservation des cadavres, des pièces anatomiques, on emploie les sels métalliques, les alcalis concentrés, les acides forts.

Mais les véritables antiseptiques réservés pour la thérapeutique chirurgicale sont presque tous volatils. Nous citerons : l'alcool, l'éther, l'acide sulfureux, les huiles volatiles, les carbures d'hydrogène, tels que la benzine, le pétrole, la créosote, l'acide phénique, les goudrons de bois, de houille, le coaltar, etc.

Les différentes substances que nous venons d'énumérer sont partout et depuis longtemps employées dans la pratique médicale et chirurgicale, pour détruire ou amoindrir les mauvaises odeurs qui se produisent dans certaines affections organiques, et aussi pour désinfecter les matières purulentes décomposées qui sont sécrétées par les plaies ou les ulcères. Le médecin et le chirurgien sont les seuls appréciateurs du choix de ces diverses substances, qui doivent être appropriées, et à la nature même des produits infectieux, et aux surfaces avec lesquelles on doit les mettre en contact. Pour l'usage interne, on s'adresse de préférence aux substances dont l'innocuité sur l'économie est démontrée, tels sont le charbon, la magnésie, le sous-nitrate de bismuth. Pour le pansement et la désinfection des plaies on emploie l'alcool, la glycérine, la teinture d'iode, les solutions d'hypochlorite ou d'hyposulfite de soude, les lotions aromatiques. Nous ne ferons qu'indiquer l'alcool, l'acide phénique, les hypochlorites de soude et de chaux ; leur usage est tellement répandu et cela depuis si longtemps, qu'il n'est plus nécessaire d'y insister. Nous signalerons d'une façon plus particulière les sulfites et les hyposulfites alcalins : les expériences des professeurs Polli, Mariano Semmola, les observations publiées par le docteur Constantin Paul, ont démontré le pouvoir désinfectant de ces composés chimiques. — Ces faits sont faciles à comprendre. Les sulfites arrêtent les fermentations, grâce à leur action réductrice, et cette propriété désoxydante qu'ils possèdent à un haut degré leur fait par suite conserver la matière organique sans altération.

Nous placerons aussi parmi les désinfectants antiseptiques, l'essence d'Eucalyptus, l'eucalyptol et les préparations qui en renferment : alcoolature, eau distillée d'Eucalyptus, c'est un produit nouvellement introduit dans la thérapeutique (Gimbert, Cloez, Gubler). M. Demarquay a tout dernièrement reconnu l'action éminemment désinfectante et réparatrice de l'alcoolature et de l'eau distillée d'Eucalyptus. De nombreuses observations lui ont démontré la puissance remarquable de l'essence d'Eucalyptus pour combattre les infections produites par la décomposition des matières purulentes. Nous avons nous-même constaté ces résultats en employant les préparations d'Eucalyptus pour le pansement de plaies à suppuration fétide.

M. Emile Delpech, ancien interne des hôpitaux,

explique ainsi l'action désinfectante et antiseptique de l'Eucalyptus : c'est l'essence qui donne ses propriétés à l'alcoolature et à l'eau distillée. Si l'on se reporte à la composition chimique de l'eucalyptol $C^{24}H^{20}O^{2}$, on voit qu'elle participe à la fois de la composition des huiles essentielles et des camphres. Or, on sait que les essences et les camphres s'opposent au dédoublement des substances organiques fermentescibles et putrescibles, et cela par une simple action de présence.

L'essence d'Eucalyptus agit de la même manière, en arrêtant par son contact avec les produits organiques coagulables tout travail de fermentation. Le pus est comme enveloppé en quelque sorte dans une atmosphère qui s'oppose à sa décomposition, et cela aussi longtemps que la matière putrescible est à côté de l'essence ou des corps qui tiennent l'eucalyptol en solution.

Il nous reste à citer les agents de désinfection dits *agents mixtes*. Ce sont des corps qui agissent et par leur porosité et par action chimique, et aussi par des aromates qui masquent les mauvaises odeurs; tels sont :

Le coaltar (Corne et Demeaux).

Le coaltar saponiné (Lebœuf).

Le vin aromatique.

L'émulsion de thérébentine (Verneuil).

L'essence d'anis mêlée à la glycérine.

La teinture de Quillaya saponaria additionnée de benjoin.

La baume du commandeur.

Les préparations employées par Lister, dont le mode de pansement a beaucoup occupé les chirurgiens depuis deux ans, sont :

1° *Huile phéniquée.*

Huile de lin bouillie................ 5 parties.
Acide phénique.................... 1 partie.

2° *Emplâtres phéniqués.*

Huile phéniquée.
Blanc d'Espagne au sous-carbonate de chaux.

En proportion suffisante pour faire une pâte à consistance du mastic de vitrier.

3° *Lotions phéniquées.*

Acide phénique solide............... 1 partie.
Eau .... 30 parties.

Pour y tremper *tout ce qui doit* être en contact avec la plaie.

EAU.

Cet agent, si répandu dans la nature, a été, on le comprend, un des premiers employés pour le traitement des plaies. C'est celui que le blessé rencontre le plus facilement ; la pratique commune est encore de laver autant que possible les plaies au moment de leur production. Hippocrate, Celse, Galien, employèrent l'eau dans bon nombre d'applications chirurgicales ; son utilité parut méconnue et contestée au moyen âge, temps pendant lequel la thérapeutique des plaies se compliqua de plus en plus par l'abus des onguents.

Ambroise Paré emploie l'eau en 1560; Fallope se montre partisan de l'eau pure et tiède. Au commencement du XVIIIe siècle, quelques auteurs cherchèrent à attirer de nouveau l'attention sur l'emploi chirurgical de l'eau.

Sanson, dans son article du *Dictionnaire de médecine et de chirurgie pratiques* (1831), s'exprime ainsi :

« Avec l'eau, j'ai vu guérir par première intention des plaies contuses plus ou moins déchirées et étendues, j'ai pu préserver la plupart des individus auxquels j'ai pratiqué des amputations et autres opérations graves, de la fièvre traumatique, etc. »

En 1835, après les efforts des deux Mayor, après les succès de Larrey, de Breschet, de M. le baron N. J. Cloquet, etc., on aurait pu croire que l'eau serait acceptée pour le pansement des plaies. Mayor, en 1841, disait dans sa *Chirurgie simplifiée* : « L'eau a été invoquée et proclamée de tout temps et par les plus grands chirurgiens, comme l'agent le plus essentiel dans le traitement de la plupart des affections chirurgicales, et comme le moyen par excellence de favoriser les efforts de la nature. Il est seulement à regretter que la conviction des hommes de l'art sur ce point ait fait si peu de progrès dans l'esprit des peuples, et particulièrement chez les gens de guerre.

» L'eau appliquée sous forme de bains et de bains très-prolongés, ainsi que celle qu'on fait couler sans interruption sur une région gravement affectée, produit assez généralement des effets qu'on réclamerait en vain de tout autre agent thérapeutique. »

Malgaigne, en 1842, préconise l'irrigation. Baudens, en 1848, emploie la glace, les mélanges réfrigérants avec succès, et cependant on en négligea l'emploi peut-être parce que cet agent, bien que simple, est très-actif, qu'il doit être manié avec précaution, que les indications ne sont pas suffisamment suivies, que par suite les chirurgiens ont eu des mécomptes et des accidents occasionnés par le froid, etc.

Velpeau déclare que, d'après ce qu'il a observé, les irrigations ne restent dans la pratique qu'à titre de pansements exceptionnels pour des cas particuliers.

Le travail de M. Amussat fils est un bon résumé des efforts tentés avant lui, il contient des appréciations heureuses de la méthode, nous y puisons d'utiles renseignements (1).

L'eau se trouve dans la nature sous différents aspects, avec des propriétés multiples, suivant sa température, suivant aussi les corps qu'elle contient en dissolution. L'eau peut être employée à l'état solide (la glace est d'un usage fréquent), à l'état liquide, tantôt froide, tantôt fraîche ou tiède, tantôt ayant une température plus ou moins élevée.

Le pouvoir dissolvant de l'eau en rend la composition très-variable, ce qui en modifie parfois l'action,

(1) A. Amussat fils, *De l'emploi de l'eau en chirurgie.* — Malgaigne, *Thèse de concours*, 1842. — Baudens, *Mémoire*, 1848.

et dans certains cas même devra en faire repousser l'emploi ; l'eau dite potable par les chimistes semble être la meilleure.

« L'*eau de puits*, lorsqu'on s'en sert pendant longtemps, dépose sur l'épiderme beaucoup de sels terreux qui forment une espèce de croûte adhérente, comme nous l'avons remarqué dernièrement sur une dame que nous avons soumise, pendant plus de deux mois, aux irrigations continues d'eau de puits tiède, pour une fracture de la jambe avec large plaie et gangrène des téguments (1). »

L'*eau de mer*, utilisée dans la thérapeutique médicale et étudiée dans un beau rapport de M. le professeur Bouchardat à l'Académie de médecine, a été bien souvent et avec le plus grand succès expérimentée par nos confrères de la marine et en particulier par le docteur Merlin, professeur à l'École navale de Toulon.

On sait que l'*eau chargée d'acide carbonique* a été signalée par Ozanam à l'Académie comme anesthésique local et aussi pour calmer l'irritation des plaies et activer la cicatrisation.

Les effets physiologiques de l'eau seront divers.

A l'état de glace : antiphlogistique précieux, hémostatique et anesthésique puissant, la glace est d'un usage trop fréquent, ses effets sur nos tissus trop connus, pour qu'il nous soit nécessaire d'insister sur son mode d'action.

(1) Amussat fils, ouvrage cité.

A l'état d'eau froide, c'est-à-dire employée à 10 degrés et au-dessous, appliquée d'une manière continue sur une lésion chirurgicale, l'eau est un sédatif et un antiphlogistique; elle détermine au point d'application une contractilité fibrillaire qui fait revenir les éléments sur eux-mêmes, augmente leur cohésion : elle agit comme astringent et comme hémostatique.

« La manière d'agir de l'eau froide, dit Lombard, étant connue par des expériences journalières sur les parties saines, il est facile d'apprécier les effets qu'elle doit produire sur les plaies en général. Il est utile d'observer cependant que lors du développement de l'inflammation à laquelle les plaies contuses ou déchirées sont principalement sujettes, il est absolument nécessaire d'en réitérer souvent l'application pour prévenir l'exaltation *de la chaleur et le dessèchement.* La fraîcheur de l'eau qui la tempère s'oppose en même temps à l'accumulation des fluides dans les vaisseaux affectés. La suppuration est par conséquent infiniment moindre. «

L'action antiphlogistique de l'eau froide comme celle de la glace est manifeste. L'abaissement de température qu'elle détermine est salutaire, voici quelles sont les idées de M. Demarquay à ce sujet : Toute plaie donne lieu à une double réaction, générale et locale. La réaction générale connue sous le nom de fièvre traumatique, inflammatoire, varie avec l'étendue de la plaie; elle s'accompagne d'une élévation de température, elle est sous la dépendance de la réaction locale, elle lui est en quelque sorte proportionnelle. La plaie récente et les parties voisines sont le siége d'une élévation de température plus grande encore, élévation qui commence peu de temps après la production de la plaie, augmente avec l'inflammation réactive, parvient à son maximum lors de la production des bourgeons charnus. Cette haute température persiste jusqu'à l'élimination des parties mortifiées, diminue enfin lorsque la suppuration s'est franchement et régulièrement établie. La résistance qu'une plaie oppose au froid est d'autant plus vive que sa température est plus élevée, mais au contraire une solution de continuité devient très-sensible à cet agent quand elle a perdu sa température propre; bien supporté dans le premier cas, le froid est pénible dans le second.

De ces réflexions, il résulte que dans la période inflammatoire l'eau froide est utile seulement *en modérant* la réaction; plus cette réaction est forte, plus la température doit être basse, tandis que pour une réaction modérée, l'eau fraîche est seule indiquée. D'ailleurs le chirurgien devra interroger souvent l'impression que l'eau cause à son malade; suivant les cas, il devra modifier sa pratique, il devra se souvenir que chez certains sujets l'élément nerveux ou la douleur prédominent, qu'alors les irrigations, comme l'indique Malgaigne, demeurent impuissantes et qu'il faut faire tiédir le liquide.

L'*eau tiède*, dit Louis, l'illustre secrétaire de

l'Académie de chirurgie (1), entre 18 et 25 degrés, au voisinage de la température du milieu ambiant, est émolliente, elle relâche les parties trop tendues, ouvre les pores; les particules aqueuses s'insinuent dans les vaisseaux, détrempent les fluides et augmentent le diamètre des petits vaisseaux, facilitent le cours des humeurs et ouvrent des passages aux parties qui doivent se dissiper. Poutier la considérait comme l'émollient par excellence; et d'ailleurs les fomentations et les cataplasmes émollients tirent leur principale vertu de l'eau tiède; c'est aussi l'opinion de Sanson (2): « Elle ne s'altère pas, dit-il, elle est moins pesante, moins chère, se trouve partout, et n'a sur les cataplasmes que l'inconvénient d'avoir besoin d'être plus souvent renouvelée. »

C'est surtout dans l'école antique que se trouve préconisé l'emploi de l'eau à une température douce ou même chaude; on retrouve rarement l'indication d'user de l'eau portée à une haute température; du reste, nous rappellerons ici que le mode d'action de l'eau à une température donnée est variable avec l'état du milieu où se trouve le malade. Telle eau qui agira comme chaude à 20 degrés si l'air est froid, sera au contraire une eau tiède et fraîche si l'opéré se trouve placé en été, par exemple, dans une chambre où le thermomètre indique 25 ou 30 degrés.

(1) *Mémoires de l'Académie de chirurgie.*

(2) Sanson, ouvrage cité.

L'eau à une température très-élevée agit comme excitant, elle perd les qualités émollientes qu'elle avait à 30 ou 35 degrés. De ces considérations on peut conclure que l'eau peut agir de trois manières : comme astringent et antiphlogistique, comme émollient, enfin comme irritant. Et puisque la température de l'eau varie rapidement, on comprend que parfois on obtienne par ce mode de pansement des effets différents de ceux que l'on espérait.

Les modes d'application de l'eau sont : les lotions ou imbibitions, l'irrigation intermittente ou continue, l'immersion. Le plus anciennement employé est l'imbibition, il doit nous occuper actuellement.

L'imbibition consiste dans l'application de compresses, de morceaux de flanelle mouillés ; cette application se fait directement sur les surfaces qui ont subi le traumatisme chirurgical ; d'autres fois un gâteau de charpie est interposé et se trouve par suite, grâce à ses propriétés endosmotiques, constamment entretenu dans un état d'humidité salutaire.

Malheureusement l'eau qui imbibe les pièces de pansement s'évapore, se refroidit ou s'échauffe, et bientôt, au lieu d'avoir un tissu tiède et humide, on a sur la plaie un linge presque sec, ou bien un appareil qui a perdu les propriétés sur lesquelles on comptait par son application à une température déterminée.

Pour combattre le refroidissement et l'évaporation, Percy faisait recouvrir les pièces imbibées d'un tissu imperméable; Liston, en Angleterre, agissait de même, ceci est passé actuellement dans la pratique journalière.

Mais, si par l'imbibition, le chirurgien cherche à maintenir la plaie à une basse température, il reconnaîtra bientôt que son but est rarement atteint. L'évaporation une fois supprimée, la température de l'eau tend à se mettre en équilibre avec la partie malade; l'action astringente de l'eau froide est perdue.

Frappés de ce grave inconvénient, Josse et Bérard, vers 1835, proposèrent l'irrigation continue. Toutefois l'imbibition peut rendre de réels services, il y a des cas où son indication est précise.

Amussat fils pense que pour que le pansement par l'imbibition soit fait dans de bonnes conditions, il doit se composer de quatre pièces de tissus différents superposées, auquel il propose le nom de *crible absorbant, humectant, inexporant*; de plus il recommande l'usage de l'eau tiède.

Une variété de l'imbibition est ce que Malgaigne a nommé l'*irrigation intermittente*. L'irrigation proprement dite consiste, en chirurgie, dans l'écoulement régulier d'un liquide à la surface d'une plaie ou d'un tissu.

Nous n'avons pas l'intention de décrire les nombreux appareils proposés depuis les travaux de Josse et Bérard, depuis les recherches de Malgaigne; qu'il nous suffise de citer l'un d'eux qui est simple, d'une application facile et qui doit par suite être spécialement conseillé. Nous faisons allusion à l'appareil de M. H.

Larrey (1). Au-dessus du lit du malade on place un seau dans lequel plonge un siphon; un autre vase amorcé qui mène l'eau de ce vase sur la plaie; une toile cirée formant gouttière enveloppe le membre, reçoit le liquide et le conduit dans un vase placé sur le sol.

Cet appareil peut être modifié suivant les cas : au lieu d'un siphon on peut se servir d'une simple bande fixée à l'intérieur du vase supérieur. Il ne faut pas faire arriver l'eau sur la plaie à nu, car chaque gouttelette qui tombe sur la plaie y détermine une petite percussion, cause incessante d'irritation légère qui fait perdre une partie des avantages de la méthode. On doit donc conduire le liquide au moyen d'une bande jusque sur un linge recouvrant la plaie. Il faut empêcher l'eau de s'écouler dans le lit, ce qui exposerait l'opéré au refroidissement. Ceci fait tout de suite prévoir que l'irrigation est loin d'être applicable dans toutes les régions du corps.

L'immersion est une variété de l'irrigation et de l'imbibition ; elle a été employée avec succès par Larrey après l'opération de la taille. Mayor, de Lausanne (1841) (2), et Valette, de Lyon, en firent usage : Langenbeck l'emploie à la suite des amputations. M. le docteur Amussat fils fait remonter à Lamorier l'emploi chirurgical de l'immersion ; les conseils de Mayor

(1) M. Dubreuil, *Thèse d'agrégation.*

(2) *Gaz. hebd. de Paris*, 1856.

pour l'administration de ces sortes de bains locaux sont les suivants.

On prendra des vases métalliques appropriés à la forme et au volume de la partie qu'ils doivent recevoir ; des garnitures, des manchettes de caoutchouc empêcheront l'écoulement du liquide. Il faut rechercher la position dans laquelle le malade ne soit point gêné.

On a soin d'entourer les vases clos d'un corps mauvais conducteur de la chaleur, ce qui permettra d'avoir une température sensiblement constante, 18 à 20 degrés. On renouvellera l'eau sans que le malade change de position et sans refroidir la partie que l'on baigne, et cela par le moyen d'un système de siphon.

Cette manière d'appliquer l'eau en pansement est encore peu répandue, malgré son efficacité dans les cas où l'eau doit agir à une certaine profondeur dans les tissus.

Les effets avantageux des immersions prolongées d'une partie malade dans de l'eau à une douce température, me paraissent être produits, comme pour les irrigations, par la soustraction du calorique morbide, et aussi sans doute par l'absorption du liquide qui pénètre les tissus. On comprend dès lors combien il est facile, avec ce moyen appliqué convenablement, d'abord, de calmer la douleur, de modérer et même d'éteindre des inflammations graves et profondes.

L'eau douce à 18 degrés ou 20 degrés, plus ou moins, est en général préférable à l'eau froide, et c'est toujours à cette température qu'Amussat l'employait dans la pratique.

Quant à la durée des immersions, elle doit varier beaucoup, suivant le degré, l'étendue et la profondeur de l'inflammation qu'on veut combattre, et il est impossible de fixer des règles précises à cet égard; toutefois je pense qu'il faut prolonger les immersions pendant assez longtemps pour ne plus avoir à craindre le retour des accidents; on doit ne pas en cesser brusquement l'emploi.

Voici l'opinion de M. le docteur Amussat fils (1) sur cette importante question, nous la partageons entièrement :

« Les inconvénients des pansements par l'eau sont ; difficulté de maintenir l'eau à une température constante pour le pansement par imbibition ; besoin d'une grande surveillance de l'appareil à irrigation continue, le malade pouvant se refroidir, être plus ou moins mouillé dans son lit. Il faut avoir grand soin qu'il y ait constamment de l'eau dans le vase où plonge le siphon, car l'arrêt de l'écoulement aurait pour conséquence non-seulement de laisser la plaie à l'air sans pansement, mais par suite même de la réaction, d'aggraver le mal. Notons de plus que les malades se fatiguent rapidement de l'immobilité à laquelle est condamnée la région soumise au traitement par l'irrigation ; à peine parvient-on, pour les extrémités, à

(1) Amussat fils, *De l'emploi de l'eau en chirurgie.*

permettre quelques mouvements en plaçant le membre sur des gouttières suspendues.

» Ce sont sans doute ces motifs qui ont entravé la généralisation du traitement par l'eau, surtout dans les hôpitaux. »

Néanmoins, à même de choisir dans l'arsenal des préparations pharmaceutiques sans cesse proposées pour les pansements des plaies, les chirurgiens militaires, surtout, ont et auront encore bien souvent recours à un agent si facile à se procurer, si peu coûteux et qui rend dans quelques cas de véritables services pour la guérison des plaies chirurgicales.

ALCOOL.

Dès le temps d'Hippocrate, l'usage du vin, qui doit en grande partie ses propriétés à l'alcool pour le traitement des plaies, était conseillé et suivi. Depuis bien longtemps l'alcool a été considéré comme efficace, tantôt mélangé à des onguents résineux, substances astringentes, tantôt pur, tantôt enfin sous la forme d'un de ces produits que les progrès de la chimie organique nous donnent comme d'utiles succédanés de liqueurs alcooliques proprement dites.

L'alcool, produit de la fermentation des liquides sucrés, peut être obtenu à l'état de pureté absolue en rectifiant l'esprit-de-vin du commerce par des substances avides d'eau.

Les premiers alchimistes arabes connurent le produit inflammable de la distillation du vin, cependant on attribue généralement la découverte de l'alcool à Arnault de Villeneuve, qui vivait à Montpellier vers 1300.

Liquide incolore doué d'une odeur spiritueuse, agréable, il se mêle à l'eau en toute proportion, dissout un grand nombre de corps liquides et solides ; des solutions médicamenteuses dans l'alcool portent le nom de teintures alcooliques. Nous rappellerons seulement ici la teinture d'iode et les solutions d'alcaloïdes naturels, etc.

L'action de l'alcool sur les tissus est la suivante : employé pur à l'extérieur, il détermine sur la peau recouverte de son épiderme une sensation de fraîcheur suivie d'une réaction modérée. On perçoit alors de la chaleur au point d'application du liquide, et de plus il se produit presque toujours une injection vive des vaisseaux capillaires. Sur les muqueuses et à la surface des plaies, l'alcool détermine de la douleur, il y a resserrement des capillaires, pâleur des tissus, il peut même y avoir destruction superficielle ; on constate la coagulation des liquides situés à la surface de la plaie. Étendu d'eau, les effets sont amoindris, ils sont d'autant plus affaiblis que la quantité d'eau est plus considérable. L'alcool est un hémostatique précieux, il a de plus l'avantage de maintenir la plaie dans un grand état de propreté. Ses propriétés excitantes peuvent être utilisées par le chirurgien pour exciter la surface atonique d'une plaie.

L'alcool, enfin, est antiseptique; c'est dans ce liquide que l'on conserve les pièces anatomiques : sur une plaie qui suppure, il modère la quantité de pus, ce qui exerce sur l'opéré cette influence heureuse de le moins affaiblir ; pour quelques chirurgiens même, l'alcool supprimerait entièrement la suppuration. On le considère comme agent préservatif de la *pourriture d'hôpital*, de l'*érysipèle*, de l'*infection purulente*, et par ces propriétés il masque et détruit l'odeur parfois intolérable des moignons et des vastes plaies suppurantes, odeur qui contribue à faire perdre l'appétit à l'opéré. C'est par cette action indirecte sur l'état général que le pansement à l'alcool peut, dans un grand nombre de cas, rendre d'utiles services.

L'alcool a de plus une action directe sur l'économie : M. le docteur Chedevergne, professeur à l'École de médecine de Poitiers, notre ancien collègue d'internat à l'hôpital des Cliniques, a rapporté dans un remarquable travail une observation qui prouve que les pansements par l'alcool peuvent déterminer une véritable ébriété.

Voici la relation de ce fait intéressant, dont nous avons été témoin pendant notre internat à l'hôpital des Cliniques :

Dufresne (Victor), âgé de vingt-sept ans, entre, le 5 décembre 1863, dans le service de M. le professeur Nélaton, pour une énorme tumeur du mollet. Je passe immédiatement à l'opération.

Elle est exécutée le 11 décembre. La masse est sphérique et son diamètre n'est guère moindre que la longueur de la jambe. Elle est sous- et intra-musculaire. Quelques portions très-petites, qui pénètrent profondément entre le tibia et le péroné, sont laissées et réservées pour être détruites plus tard par le caustique. La partie dure est constituée par des dépôts fibrineux comme ceux des sacs anévrysmaux, et par des plaques calcaires, phosphate et carbonate de chaux. Le reste est formé par un kyste sanguin très-considérable.

Après l'extirpation, il reste une énorme cavité béante aussi longue que le tibia, qui est comblée par de la charpie imbibée d'eau-de-vie camphrée.

Le 13 décembre, le malade va bien, mais il a eu de la fièvre la veille. La plaie, pansée à l'alcool, a un excellent aspect, elle est rosée ; une abondante couche de lymphe plastique la recouvre.

Le 14. C'est à peine si les objets de pansement sont souillés de pus. Le malade ne prend encore avec plaisir que des bouillons et des potages; il se sent un peu étourdi et a une certaine tendance à la loquacité, quoique d'un naturel peu parleur.

Le 16. A la fin de la journée, il a eu une *véritable ivresse alcoolique*, tout à fait comparable à celle qui suit l'ingestion des liqueurs dans l'estomac. Il veut se lever, il se croit guéri, il cause beaucoup et haut, il se prépare à chanter. Dans la nuit, il tombe de son lit. Ces phénomènes, curieux dans l'espèce, ne peuvent être attribués aux boissons prises par le malade, nous en avons la certitude à peu près complète ; il faut les rapporter à l'alcool absorbé par la vaste surface dénudée de la jambe. Cette surface est rutilante, elle est toujours baignée par la lymphe coagulable ; elle ne fournit réellement pas de pus ; elle est très-unie. Sa régularité n'est troublée que par l'existence de portions de tumeurs qui ont été laissées entre les deux os de la jambe et qui semblent d'ailleurs avoir déjà diminué.

Le 17. Tremblement des lèvres. On employait chaque jour, pour son pansement, un demi-litre d'eau-de-vie.

Le 18. Les symptômes d'ébriété ne se sont pas montrés de nouveau ; il est vrai qu'une certaine quantité d'eau a été mélangée à l'esprit-de-vin. Sous le pansement à l'alcool la plaie est rouge, mais elle n'a que peu de tendance à granuler, ou du moins les granulations qui la recouvrent sont très-fines et n'ont nullement besoin d'être réprimées, comme cela est si fréquent. Ce qu'elle a de remarquable aussi, c'est qu'elle ne répand, même lorsqu'elle est à nu, aucune mauvaise odeur, et ne déverse sur les pièces de pansement qu'infiniment peu de pus.

Les choses marchent ainsi avec la plus grande régularité jusqu'au commencement de janvier 1864. La plaie se rétrécit et continue à ne donner qu'une faible quantité de liquide purulent ; l'eau-de-vie camphrée des hôpitaux est mélangée de moitié d'eau pour être appliquée au pansement. Le malade dort beaucoup.

Le 1er janvier. La cavité à combler est encore considérable ; des parties malades laissées au fond, il ne reste plus qu'un bourgeon brunâtre, gros comme le pouce; presque tout a disparu. L'état général de l'opéré est toujours bon, il mange une portion avec appétit.

Le 15. Il maigrit un peu, cependant on lui donne du vin de quinquina; mais il est pansé avec de la charpie imbibée d'un mélange d'eau et d'eau-de-vie camphrée. La plaie est toujours belle; elle donne seulement du pus d'une façon apparente, quoique en faible proportion, eu égard à l'étendue de la surface sécrétante. Ce n'est pas que l'alcool affaibli ne soit suffisamment actif ici, mais le pansement devrait être renouvelé deux fois par jour.

Le 2 février. Le malade continue à maigrir; il dit avoir un peu de diarrhée, mais il est impossible de savoir dans quelle mesure, tant son intelligence est obtuse. Il porte une légère excoriation à la peau de la région sacrée. Il est en effet, depuis l'opération, presque constamment dans le décubitus dorsal.

Le 18. Le tubercule que nous avons signalé au fond de la plaie a disparu peu à peu, il n'existe plus; celle-ci se rétrécit tous les jours; elle se cicatrise du fond vers la superficie; sa couche granuleuse est toujours presque imperceptible.

Le 15 mars. L'état général est redevenu florissant : les joues se remplissent et se colorent; la petite escharc a guéri par le pansement à l'alcool, qui continue à être appliqué à la grande plaie. Cette dernière est d'ailleurs presque complétement fermée. Elle ne consiste plus qu'en un sillon longitudinal, dans lequel on loge chaque jour quelques bourdonnets de charpie.

Le 21. Le malade est en parfait état : il se lève et marche avec des béquilles.

Le 12 mai 1864. Il part aujourd'hui pour son pays, ne portant plus sur la face postérieure de la jambe qu'une cicatrice étroite et un mollet qui a singulièrement diminué de volume.

L'alcool peut donc être absorbé par une plaie récente et passer dans le torrent circulatoire ; cette introduction a lieu par imbibition, malgré la rétraction des petits vaisseaux, malgré la coagulation de l'albumine à la surface des plaies (Chedevergue).

D'après le même auteur, la situation de la plaie, son étendue, son âge, et bien des conditions individuelles peuvent modifier cette absorption.

Le pansement des plaies à l'alcool peut se faire soit avec l'alcool rectifié à 36°, soit avec de l'eau-de-vie camphrée. Le liquide peut être employé en lotions, comme dans le cas de plaies réunies par première intention ; il faut alors laver la surface saignante du lambeau ; on peut même laisser quelque temps en contact une éponge imbibée de ce liquide, ce qui arrête les hémorrhagies en nappes. Après le rapprochement des lèvres de la plaie, un tampon de charpie trempé dans l'alcool sera maintenu toujours humide en l'arrosant souvent, ou bien par l'enveloppement dans du taffetas gommé, ce qui empêche l'évaporation. Dans les plaies qui doivent suppurer, toute la surface saignante sera couverte de gâteaux de charpie imbibés d'eau alcoolisée pénétrant dans les anfractuosités ; un bandage médiocrement serré les fixera : On enveloppe le tout d'un taffetas gommé qui conserve l'humidité en retardant l'évaporation ; dans ces conditions, il est facile de renouveler le pansement, la charpie ne contractant aucune adhérence avec la plaie ; il n'y a donc pas de tiraillements douloureux, pas d'irritation pénible à la surface de la plaie.

La charpie peut, dans quelques cas, être remplacée par des compresses imbibées d'alcool.

Le pansement à l'alcool se fait rapidement, et de plus il laisse constater les modifications survenues dans l'état de la plaie. Par son usage, la plaie conserve une surface régulière, la lymphe coagulable est abondante, la suppuration est amoindrie, et enfin il n'y a pas de mauvaise odeur. L'alcool versé sur du pus infect le rend inodore ou à peu près ; il attaque le globule purulent, et cette action, s'unissant à ses propriétés astringentes, concourt à amoindrir les quantités de pus secrétées par une plaie. Au nombre des avantages des pansements par l'alcool, il faut rappeler dans quel état de propreté ils permettent de maintenir les plaies. Ce point de vue devient de la plus haute importance lorsque plusieurs opérés se trouvent dans une même salle, toujours très-peu vaste, où l'air qu'ils respirent est altéré par des émanations putrides.

L'alcool toutefois, continué pendant trop longtemps, a l'inconvénient de rendre, au bout d'un certain temps, les plaies blafardes. On voit souvent alors les bourgeons charnus s'arrêter dans leur développement, et la plaie qui, dans les premiers temps, semblait marcher vers une rapide cicatrisation, devenir blanchâtre, comme pseudo-membraneuse et ne plus faire aucun progrès. Dans ce cas, il faut suspendre l'application de l'alcool et chercher un autre modificateur. Du reste, c'est une observation qui n'est pas particulière à l'alcool, que cet état d'atonie des plaies à la suite d'un pansement continué longtemps sans modifications. Presque toujours un pansement, quelque parfait qu'il puisse être, demande à être varié de temps en temps, et l'on peut dire, sans crainte d'être démenti, que le meilleur pansement, à un certain moment, peut devenir le plus mauvais à un certain autre. Cette pensée que les pansements doivent être variés de temps en temps mérite d'être prise en très-sérieuse considération ; elle explique les insuccès avec des topiques qui paraissaient avoir réussi dans d'autres mains et qui n'échouent alors que parce qu'ils se trouvent expérimentés dans des conditions différentes.

L'alcool modère l'inflammation, condition importante de la réunion immédiate. Il concourt au succès seul ou associé aux différents moyens d'union (sutures, agglitunatifs, etc.).

Les expériences de M. Batailhé (1) sur les animaux, montrent que l'on obtient ainsi la réunion immédiate, et jamais, dit-il, de suppuration diffuse.

Nous avons fait, dit M. Batailhé, des plaies simples des membres et du tronc par instrument tranchant, des plaies allant jusqu'à l'os avec blessures du périoste. Après avoir lavé avec beaucoup de soin les lèvres de la plaie avec de l'alcool ou un liquide alcoolique (eau-de-vie, alcoolat vulnéraire), nous avons réuni les parties profondes par la suture enchevillée, les parties superficielles par la suture entrecoupée ou du pelletier; nous avons TOUJOURS obtenu la réunion immédiate dans les vingt-quatre heures, nous ne comptons pas un seul insuccès.

La clinique ne donne pas toujours d'aussi heureux résultats.

En résumé, le pansement par l'alcool remplit plusieurs des conditions indispensables pour obtenir la réunion immédiate.

1° Absence des liquides accumulés dans le fond de la plaie, ce qui est obtenu, avons-nous dit, par l'oblitération des petits vaisseaux à la surface de sections.

2° Contact direct et absolu des lambeaux, absence de corps étrangers irritants, diminution du travail inflammatoire.

Nous trouvons dans la thèse de M. de Gaulejac,

(1) Batailhé et Guillet, *De l'alcool et des composés alcooliques en chirurgie.*

ancien interne de l'hôpital des Cliniques, une observation qui vient démontrer l'utilité des pansements à l'alcool dans une plaie sur laquelle on ne peut contester son efficacité.

Un jeune homme de bonne constitution entre à l'hôpital des Cliniques, le 1er juin. La veille, il a reçu une lourde pierre sur le doigt indicateur droit, qui a presque entièrement été coupé au point frappé. La phalange moyenne est écrasée, l'os brisé en plusieurs fragments, et il ne reste plus pour retenir en place l'extrémité du doigt qu'un lambeau cutané à la face palmaire. Les bords contus de la plaie sont légèrement tuméfiés et salis par des débris de pierre. Le lavage ayant fait disparaître tous ces corps étrangers, on met le doigt dans l'extension sur une petite attelle de gutta-percha, placée à la face palmaire, et on l'y maintient par des bandelettes qui ne cachent pas la plaie. Celle-ci est pansée comme à l'ordinaire avec de l'eau-de-vie camphrée.

Le 2. La tuméfaction des bords a disparu, ils paraissent vouloir se réunir malgré leur irrégularité. Pas de douleur ; même pansement.

Le 5. La région des parties molles a eu lieu sans la moindre trace de suppuration ; quelques points très-petits se sont mortifiés.

Le 17. La cicatrice est complète. Le malade sort en conservant son attelle pour préserver la soudure des os encore peu solide.

L'alcool a paru concourir au succès dans le cas

presque unique de désarticulation coxo-fémorale, pratiquée à l'Hôtel-Dieu de Paris, par M. Maisonneuve, en 1866.

R... (Charles), 26 ans, typographe, entre à l'Hôtel-Dieu, le 7 mai 1866, service de M. Maisonneuve, salle Saint-Jean.

Il y avait trois ans environ que le malade était atteint d'une coxalgie suppurée. De nombreuses fistules s'étaient produites autour de l'articulation et fournissaient une grande quantité de pus. Ses forces étaient épuisées ; il était amaigri, toussait, avait fréquemment la diarrhée. L'auscultation n'indiquait rien du côté de la poitrine. Traitement réconfortant pendant quelques semaines.

Injections, dans les trajets fistuleux, de teinture d'iode et de liqueur de Villatte. A l'intérieur, 1 gramme d'iodure de potassium. Aucune amélioration.

Le 18 juin 1866, on fit la désarticulation coxo-fémorale, par la méthode à lambeau antéro-interne. La perte de sang fut insignifiante, grâce à la précaution de comprimer l'artère dans le lambeau avant d'achever la division.

La plaie fut épongée avec soin, puis lavée à grande eau avec de l'alcool pur à 36 degrés. On fit quelques grattages dans la cavité cotyloïde, dont la surface était érodée et remplie de détritus.

On réunit les lambeaux par quelques points de suture et par des bandelettes de diachylon, par-dessus de la charpie et des compresses imbibées d'alcool.

La réunion par première intention eut lieu dans la plus grande partie de la plaie. Il s'établit de la suppuration, uniquement sur les deux extrémités, l'une supérieure au niveau des trajets fistuleux, l'autre inférieure qui renfermait les fils à ligature.

Le 31 août, il sortit de l'hôpital complétement guéri, sans avoir eu la moindre complication pendant tout le temps de sa maladie.

L'obligation de renouveler fréquemment le pansement est un véritable inconvénient du pansement par l'alcool. Lorsque le chirurgien militaire a beaucoup de blessés à soigner, à peine peut-il suffire à panser ses malades, et cependant il doit, sous peine de perdre tout le bénéfice de la méthode, renouveler fréquemment la charpie imbibée d'alcool; sans quoi elle se dessèche, elle irrite la plaie. Qu'importerait cette pratique, si le malade devait toujours en tirer un grand bénéfice? Mais malheureusement, comme nous le rappelions plus haut, le pansement fréquent est souvent une cause de crainte de douleurs, de fatigues, si la plaie est large, si le malade est irritable.

Nous croyons avec Malgaigne qu'un pansement qui diminue la quantité des liquides empêche leur altération et les met à l'abri du contact de l'air vicié; un tel pansement, disons-nous, peut préserver de l'infection purulente. Plusieurs de ces indications se trouvent réalisées par l'alcool. Même observation pour la pourriture d'hôpital, tout au moins au point de vue de l'action curative de cet agent. Voici un tableau statistique emprunté à la thèse de M. le docteur de Gaulejac; il montre l'action si utile de l'alcool pour le traitement des plaies.

Plaies pansées par l'alcool pendant l'année 1863 *et six mois de* 1864.

Plaies accidentelles, contuses ou non......	8	—	8	guérisons.
Plaies, suites d'amputation (2 doigts, 2 gr. orteils, 1 jambe, 2 pieds partiellement).	7	—	7	—
— d'ablation de tumeurs du sein......	12	—	12	—
— de fistules à l'anus..............	6	—	6	—
— d'ablation de tumeurs diverses......	15	—	15	—
— d'extraction de séquestres.	2	—	2	—
— — de balle.....	1	—	1	—
— d'autoplastie du nez...	2	—	2	—
— d'amputation de la verge....	1	—	1	mort.

En tout, 54 malades dont 53 guérisons. Une mort à la suite d'une amputation de la verge et probablement par infection purulente.

Étudions maintenant les inconvénients du traitement par l'alcool.

Il est impossible de nier qu'il en existe. Ce sont : la douleur; l'irritation ; la fréquence du pansement.

La douleur est parfois intolérable, elle suit immédiatement le contact de l'alcool, elle arrache des cris au malade. Ceci serait de peu d'importance, parce que cette douleur se calme peu à peu et devient bientôt plus tolérable; mais outre qu'au moment même du pansement, le patient peut faire des mouvements

(1) De Gaulejac, Thèse pour le doctorat, p. 75.

brusques par lesquels il peut gêner l'opérateur, de plus, son esprit se trouve frappé à la pensée que chaque jour ou deux fois par jour, il devra endurer une pareille souffrance. Sans vouloir exagérer l'importance de cet inconvénient, il est utile de le rappeler, car le calme de l'esprit de l'opéré est nécessaire à la cicatrisation régulière des plaies ; chacun sait qu'après le pansement, souvent les malades accusent un mouvement de fièvre. Il ne faut pas entretenir cette surexcitation de l'organisme, il faut éviter toute cause de débilitation, et la douleur en est une. On y arrive en ne se servant que d'alcool plus ou moins étendu d'eau, en continuant l'anesthésie du patient jusqu'après le pansement, ou bien encore en agissant directement sur la plaie, comme le font quelques chirurgiens par l'anesthésie locale : les uns agissent directement sur la surface saignante ; d'autres, comme M. Félix Guyon, chirurgien de l'hôpital Necker, appliquent des vessies pleines de glace au-dessus des plumasseaux de charpie imbibée d'alcool, ce qui amène un grand soulagement (1).

PERCHLORURE DE FER.

Dans une des séances du Congrès médical international tenu à Paris en 1867, M. Bourgade, professeur

(1) *Gazette des hôpitaux*, 1870, p. 54.

à l'École préparatoire de Clermont-Ferrand, répondant à l'une des questions posées par la Commission du Congrès, venait exposer un nouveau mode de pansement des plaies, par un agent fort connu déjà, le perchlorure de fer. Aux raisons physiologiques qu'il invoquait en faveur de cette innovation, il ajoutait un argument d'une grande valeur. C'était une statistique de 95 observations de toutes sortes, en général des plus graves, pratiquées avec le plus grand succès dans un hôpital de province, où la mortalité par opération en était arrivée à être très-grande. Cependant, après avoir formulé ses conclusions, il en appelait à l'expérimentation ultérieure.

A Paris, M. le professeur Gosselin fut le seul chirurgien des hôpitaux à répéter les expériences de M. Bourgade.

Ces expériences ont été reprises dernièrement sous la direction de M. Demarquay et dans le service de notre collègue à la Maison de santé, par M. Prosper Fouilloux, pendant deux années d'internat.

Les expériences paraissent avoir amené un bon résultat; cependant cet agent de pansement a encore été si peu employé, que nous ne pouvons porter sur sa véritable valeur un jugement définitif.

Nous nous bornerons à rapporter quelques conclusions terminant la thèse de M. Fouilloux (1).

(1) Prosper Fouilloux, *Essai sur le pansement immédiat des plaies d'amputation par le perchlorure de fer*. Thèse pour le doctorat. Paris, 1872.

« Dans les cas d'infection par la plaie, deux éléments sont indispensables :

» La production d'un agent toxique ; la résorption de cet agent.

» Le pansement au perchlorure de fer s'adresse à ce double élément :

» 1° Par une action mécanique d'occlusion, il soustrait la plaie au contact du milieu ambiant.

» 2° Par son action caustique, il débarrasse la surface de la plaie de ces débris de sang coagulé, de tissu cellulaire, de graisse, qui dans les pansements ordinaires, donnent lieu, en se décomposant, à des produits fétides. En se combinant avec eux, il en fait une eschare sèche. Il s'oppose donc à la production de l'élément infectieux. Quant à la réaction chimique qui préside à ce phénomène, je croirais volontiers à une décomposition du persel en deux composants : d'une part, le fer réduit en poudre impalpable, qui imbibe en noir les pièces à pansement : d'autre part, l'acide chlorhydrique naissant en présence de l'humidité de la plaie, acide dont le contact produirait les douleurs souvent si vives au moment de l'application.

» 3° Il provoque, comme l'ont démontré les expériences de M. Bourgade sur les animaux, l'oblitération rapide des vaisseaux jusqu'à une certaine hauteur de la surface de la plaie. De sorte que l'eschare protége d'abord la plaie, et celle-ci éliminée, dût l'agent infectieux s'être produit, il oppose une barrière à sa résorption.

» Ainsi, par l'occlusion et l'escharification qu'il produit, le perchlorure de fer épargne au malade les dangers de cette redoutable période qui s'étend depuis le tranchement du bistouri jusqu'à l'établissement du bourgeonnement de la plaie et de la suppuration. »

INCUBATION.

Cette étude serait incomplète si nous n'indiquions pas au moins un mode de pansement un peu exceptionnel, je dirai même presque tombé dans l'oubli, et qui cependant mérite d'être conservé dans la pratique pour répondre à des indications spéciales; je veux parler de l'incubation du traitement des plaies. M. J. Guyot (1) a donné ce nom à un mode de traitement qui a pour but d'entretenir autour d'une partie malade une température uniforme et assez élevée, à l'aide de l'air atmosphérique convenablement chauffé. La température doit être constamment maintenue à 36 degrés centigrades; les variations doivent se produire entre 32 et 40 degrés. Robert qui a expérimenté ce mode de traitement des plaies, conseille de ne pas dépasser 28 à 30 degrés. Subordonnée à la gravité de la blessure, la durée de l'incubation varie de dix à vingt jours. M. Guyot faisait construire des caisses dites caléfacteurs ou boîtes à incubation, de formes variées, dans lesquelles il emprisonnait la

(1) *Archives générales de médecine*, 2ᵉ série, t. VIII. — *Traité de l'incubation*, 1840.

partie blessée, à nu, sans pansement. Cette boîte, ouverte à une extrémité, permet l'introduction du membre blessé. Une toile épaisse, fixée au contour de cette extrémité, s'attache au moyen d'un lacet sur le membre. Un tuyau coudé et métallique, qui amène dans l'intérieur de la caisse un courant d'air chauffé par une lampe à alcool tenue allumée à son ouverture extérieure, traverse une des parois. L'intérieur de l'appareil est muni d'un thermomètre; l'une des faces vitrées permet de surveiller la plaie sans rien déranger; et enfin, une soupape adaptée au tube donne la facilité de diminuer ou d'augmenter, suivant le besoin, le degré de température.

De ses premières expériences faites sur des lapins M. J. Guyot était arrivé à établir que la température du corps humain est la plus favorable à la cicatrisation des plaies; l'air à 36 degrés centigrades, loin d'enflammer la plaie, peut faire disparaître l'inflammation existante. La guérison des plaies a toujours été plus rapide dans un pansement au-dessus de 3 degrés sans pansement, que dans une température inférieure avec ou sans pansement. Quelques plaies ont guéri dans la température élevée, qui n'ont pas guéri dans la température ambiante de 16 degrés. La plupart des plaies ont guéri dans l'air à température élevée, sans inflammation ni suppuration, ce qui n'a pas lieu dans l'atmosphère à température ordinaire (1).

(1) *Arch. gén. de méd.*, 2e série, t. VIII, p. 273.

L'incubation a été appliquée aux plaies accidentelles récentes et aux amputations, et elle a fourni des résultats différents suivant les observateurs. Les conditions des expériences ont beaucoup varié, et naturellement elles ont dû modifier les résultats. Quoi qu'il en soit, l'influence de l'incubation est la suivante : la douleur, la rougeur et le gonflement ne tardent pas à s'effacer ; la plaie prend un aspect vermeil, quel qu'ait été son état antérieur. Si elle est récente, il s'écoule d'abord une sérosité très-abondante qui, après un ou deux jours, est remplacée par un pus crémeux. La suppuration, d'après M. Guyot, fût-elle de mauvaise nature et hors de proportion avec l'étendue de la plaie, est modifiée dans sa nature et dans sa quantité. Le pus desséché par la chaleur forme des croûtes qu'il est utile d'enlever tous les deux ou trois jours, parce que le pus renfermé sous elles compromet la cicatrice. Lorsque la suppuration d'une vaste plaie est très-abondante, il convient de renouveler deux fois par jour les pièces d'appareil destinées à recevoir le pus. L'incubation aurait pour avantage de soustraire les plaies aux accidents locaux et généraux qu'elles déterminent et d'en hâter la cicatrisation.

Ce mode de traitement peut être appliqué non-seulement aux plaies qui suppurent mais à celles qui ont été réunies par première intention. Pour celles-ci le bandelettes et les sutures suffisent ; pour celles-là un simple gâteau de charpie doit être appliqué à leur surface avant l'introduction du membre dans le caléfacteur. Ce traitement, essayé par Breschet, Roux, Bonnet, Robert, a eu la fortune des méthodes exceptionnelles; ne pouvant être appliqué au début des plaies comme traitement unique et général, il a disparu de la pratique où ses avantages méritent cependant de lui maintenir une place pour la guérison de certaines plaies. C'est en opposition aux idées précédentes, qui admettent l'élévation de la température comme la condition essentielle de la guérison de la plaie, que les pansements à l'eau ont été préconisés comme le moyen de soumettre les plaies à l'action incessante du froid.

PANSEMENT SIMPLE PAR BALNÉATION CONTINUE, DE M. LÉON LE FORT.

Le passage suivant, extrait du Mémoire de M. Léon Le Fort, lu à l'Académie de médecine dans la séance du 31 mars 1870, permettra de se faire une juste idée de l'heureuse innovation apportée par notre collègue au pansement des plaies :

« Si nous recherchons, si nous rapprochons les indications que les chirurgiens ont cherché à réaliser par leurs différentes méthodes de pansement, nous trouvons les indications suivantes :

» Mettre la plaie à l'abri du contact de l'air ;

» La modifier quand il y a lieu par l'application de substances médicamenteuses;

» Entretenir autour d'elle une certaine humidité ;

» Empêcher la décomposition du pus qui imbibe le pansement ;

» Maintenir la plaie dans un grand état de propreté ;

» Prévenir l'adhérence des pièces de pansement ;

» Détruire les germes qui pourraient être le point de départ d'une infection.

» Une légère, très-légère modification aux pansements généralement employés, m'a permis, je crois, de remplir ces indications. Comme je viens de le dire, je rejette d'une manière absolue l'usage des corps gras quels qu'ils soient ; j'étends la même proscription au diachylon, mais seulement quand il s'agit d'une plaie récente, et dans aucun cas, du moins dans les hôpitaux, je n'emploie la charpie, car par sa faculté d'absorption elle peut être le réceptacle de germes infectieux. Je recouvre la plaie d'une ou plusieurs compresses trempées dans un mélange d'eau et d'un dixième environ d'alcool ordinaire ou d'alcool camphré ; si la plaie a besoin d'être excitée, j'ajoute en diverses proportions, suivant les cas, une solution de sulfate de zinc au dixième, et j'enveloppe toute la partie correspondante du membre avec un morceau de taffetas ciré, maintenu lui-même en place par quelques tours de bande, et je veille avec soin à ce que l'enveloppement soit complet et hermétique. L'évaporation du liquide qui imprègne les compresses ne pouvant avoir lieu, les produits de l'évaporation insensible qui s'opère normalement à la surface de la peau étant retenus, le pansement se trouve transformé en une sorte de bain continu. »

DES GAZ APPLIQUÉS AU TRAITEMENT DES PLAIES.

Nous n'entrerons pas dans de longs détails sur les applications chirurgicales des gaz ; pour être complet, nous les indiquerons seulement, renvoyant au *Traité de pneumatologie* de M. Demarquay où se trouvent exposées les tentatives de ce savant confrère et celles de ses devanciers.

Pour appliquer l'acide carbonique et l'oxygène au contact des plaies, il a fait construire des appareils en caoutchouc de diverses formes et de diverses longueurs, des manchons emboîtant soit la jambe ou l'avant-bras, soit même un membre presque entier. Ces appareils communiquent avec le récipient qui contient le gaz. Grâce à ces manchons, on a pu maintenir pendant quatre et six heures, et même plus, des membres affectés de plaies en contact avec l'acide carbonique. Le manchon appliqué, une large bandelette de diachylon est placée sur le bord, afin de prévenir la perte du gaz, sans toutefois que la compression soit assez forte pour gêner la circulation du membre.

L'excitation que l'acide carbonique détermine sur la plaie est plus faible que celle de l'oxygène ; les plaies se détergent et prennent une teinte rosée ; leurs bords s'affaissent, et, dans un espace de temps très-court, une pellicule cicatricielle se forme sur le pourtour de la plaie, en même temps qu'apparaissent sur la surface des îlots de cicatrisation qui du centre viennent s'unir à la périphérie. L'acide carbonique ne saurait convenir aux plaies récentes pour la cicatrisation desquelles la nature fait tous les frais. Mais à cause même de l'excitation qu'il amène, il constitue un topique des plus utiles dans les plaies anciennes, atoniques, diphthéritiques ou de mauvaise nature, qui ont résisté à des traitements antérieurs. Dans les cas où les plaies mal soignées, négligées ou entravées par une cause quelconque dans leur réparation, revêtent les caractères de l'ulcération et résistent alors aux moyens les mieux appropriés et les plus énergiques, on trouvera dans les propriétés cicatrisantes de l'acide carbonique un précieux auxiliaire, et son emploi sera généralement suivi d'un succès inespéré.

L'oxygène, mis au contact des plaies, doit être étudié au point de vue des plaies récentes et de bonne nature et au point de vue des plaies anciennes et atoniques. Bien que les propriétés cicatrisantes de l'acide carbonique lui assurent une préférence justifiée par les faits, l'oxygène peut être utilement employé contre ces dernières plaies. Appliqué sur les plaies récentes, il n'est pas douloureux, mais si son action est sans cesse répétée, voici ce qu'on observe : Lorsque ce gaz est resté au contact de la plaie pendant une ou plusieurs heures, les bourgeons charnus sont mous, rouges, comme revenus sur eux-mêmes et ont une tendance à prendre un aspect grisâtre; la plaie est recouverte d'une sérosité purulente généralement peu abondante ; mais le lendemain l'excitation peut obliger à cesser l'application du gaz. Sous l'influence de l'oxygène, la plaie devient le siége d'un travail réactionnel qui peut arriver promptement à un véritable travail inflammatoire, elle finit par être saignante, par offrir des bourgeons charnus très-développés et par prendre une coloration d'un rouge intense. Ces phénomènes de réaction ne se développent qu'après l'enlèvement du manchon. Pendant le temps de l'application, l'oxygène donne à la plaie une teinte grisâtre et provoque une exhalation séro-purulente. Cette expérience démontre que l'oxygène est un agent excitant des plaies.

Cette action sert à expliquer l'effet salutaire de l'application de ce gaz dans des plaies atoniques, de mauvaise nature, dont il déterge la surface et modifie promptement les caractères, pourvu que la limite d'excitation ne soit pas dépassée. Outre cette action locale, l'oxygène possède, dans le traitement des plaies, une action générale d'une importance autrement grande. Les inhalations d'oxygène, en remontant le ton de l'économie, non-seulement aident à la séparation des plaies chez les sujets affaiblis, mais disposent ceux-ci à subir de graves opérations avec des chances plus grandes de succès. C'est un sujet que nous renvoyons au chapitre de l'hygiène des opérés.

L'azote peut être considéré comme l'agent de dissolution de l'oxygène, c'est à celui-ci qu'appartiennent les propriétés irritantes de l'air au point de vue des plaies; l'azote n'a par lui-même aucune propriété excitante. Il m'a semblé même, dans plusieurs circonstances, éteindre la douleur qui succède à une blessure récente lorsque la partie lésée est plongée dans un manchon rempli de ce gaz. Il paraît n'exercer aucune action cicatrisante sur la plaie. Agent neutre, indifférent, il pourrait servir à isoler la plaie, à permettre un travail cicatriciel de s'accomplir en vertu de ses propres lois, en dehors de toutes les causes qui l'activent, le retardent, l'influencent en un mot. Il pourrait au besoin modérer la réaction inflammatoire d'une plaie. En isolant des influences extérieures les plaies rapprochées primitivement, l'azote ne favoriserait-il pas et ne pourrait-il pas rendre plus fréquente l'adhésion immédiate? Ce n'est qu'une espérance que réaliseront ou renverseront des expériences que l'importance de la question doit nous porter à tenter.

Nous venons de terminer l'étude des principaux modes et des principales formes de pansements des plaies. — Cette étude, quelque longue qu'elle paraisse, est loin d'être complète. — Il suffirait de rassembler un instant nos souvenirs pour reconnaître que bien des modes de pansements, qui ont joui ou jouissent encore d'une certaine célébrité, ont été à peine mentionnés dans ce travail : le camphre, les poudres minérales (grès porphyrisé et charbon), du docteur Louis Goizet, expérimentés par nous à l'hôpital Lariboisière, en 1870, etc.

Nous aurions voulu, d'autre part, étudier dans un chapitre à part l'influence des différents agents de pansement sur les complications des plaies, *érysipèles*, *diphthérite des plaies*, *pourriture d'hôpital;* mais les circonstances ne nous permettent point d'entreprendre cette étude, qui a cependant un très-grand intérêt.

TROISIÈME PARTIE

PANSEMENT DES PRINCIPALES PLAIES CHIRURGICALES

PANSEMENT DES PLAIES PAR PONCTION.

Les plaies par ponction se réunissent avec la plus grande facilité. A la suite de la ponction de l'hydrocèle, de l'ascite, un simple carré de diachylon est appliqué sur la plaie et les bords se recollent avec la plus grande facilité. Il en est de même généralement après les ponctions pratiquées avec le trois-quarts explorateur, etc.

La ponction du globe de l'œil, soit pour évacuer l'humeur aqueuse, soit pour pratiquer avec l'aiguille l'abaissement du cristallin cause une plaie chirurgicale qui guérit sans pansement ; la cicatrisation de la plaie sera cependant favorisée par une légère compression pratiquée sur le globe de l'œil.

PANSEMENT DES PLAIES PAR INCISION.

La plaie par incision se réunit toujours avec facilité à sa surface; ici il n'y a jamais à hésiter sur le mode à employer pour panser les plaies chirurgicales. Toutes les sutures réussissent généralement bien dans ce cas; peut-être les sutures métalliques réussissent-elles encore mieux que les autres, et il me paraît certain que la grande vogue dont elles jouissent en ce moment repose sur une véritable supériorité : elles ne coupent pas les parties molles et déterminent peu de suppuration, elles peuvent donc être laissées longtemps sans déterminer de lésion, ce qui a une importance dans bien des cas.

Les plaies des ligatures rentrent dans les plaies par incision; il en est de même des plaies faites pour l'ouverture des abcès. M. Lister, d'après les renseignements donnés par M. Léon Labbée dans une leçon clinique, fait l'ouverture de l'abcès en introduisant le bistouri désinfecté au-dessous d'une compresse imbibée d'huile phéniquée, puis on laisse retomber la compresse comme un rideau antiseptique sous lequel doit passer le pus.

Pour s'opposer ensuite à la décomposition des liquides, on applique un emplâtre qui contient assez d'huile phéniquée pour agir comme antiseptique d'un pansement à l'autre.

On renouvelle l'emplâtre toutes les vingt-quatre heures, suivant du reste la quantité du pus qui s'écoule.

Toute exploration du foyer doit être faite avec des instruments trempés dans une solution phéniquée et sous le couvert d'une compresse imbibée d'huile phéniquée.

En employant la méthode antiseptique, on enlève à la membrane pyogénique de l'abcès son irritant, le pus, sans lui en substituer un nouveau d'une qualité malfaisante.

Les plaies opératoires du globe de l'œil produites dans l'opération de la cataracte par extraction, l'iridectomie, etc., rentrent dans les plaies par incision ; leur réunion par première intention s'obtient très-facilement, les bords de la plaie tendant à se rapprocher par l'élasticité de leur tissu et la pression des paupières. Le pansement consistera simplement dans l'application de charpie ou d'ouate maintenue par un bandage médiocrement serré.

Après l'ovariotomie, l'opération césarienne, la plaie est réunie par des sutures. Les plus grands soins de propreté sont nécessaires au succès de l'opération ; il faut avoir soin d'empêcher les moindres parcelles de pus de tomber dans la cavité abdominale. M. Tarnier a proposé dans l'opération césarienne de pratiquer la suture de l'utérus à la paroi abdominale avant de faire l'incision de la matrice, de façon à prévenir l'écoulement du liquide amniotique ou du sang dans le péritoine. Ce procédé a été appliqué une fois par le chirurgien en chef de la Maternité.

PANSEMENT DES PLAIÈS DES AMPUTATIONS.

Un des premiers soins du chirurgien, une fois le membre séparé, est d'arrêter l'écoulement du sang. Les vaisseaux une fois reconnus, l'opérateur s'en empare soit avec une pince à ligature, soit avec un ténaculum, et y applique immédiatement un fil ciré, ainsi que nous l'avons indiqué dans les prolégomènes ; on peut aussi faire usage de la pince porte-nœud de M. le baron Jules Cloquet. Une fois les troncs principaux liés, s'il s'écoule encore un peu de sang par les petites artérioles, on s'en rend maître à l'aide de la torsion. Dupuytren avait l'habitude d'attendre quelques heures avant d'appliquer le premier appareil, afin de s'assurer qu'il n'y avait plus d'écoulement de sang à redouter, tant était grande la crainte qu'il avait de l'hémorrhagie même capillaire. Il est d'usage dans les hôpitaux de ne pas différer pendant autant de temps. Il importe, du reste, de se rappeler que quelquefois on n'a vu survenir aucun écoulement de sang à la suite de quelques amputations. Velpeau a fait insérer dans les tomes I et II du *Journal hebdomadaire de médecine* un assez grand nombre de faits de ce genre. Zinck a eu occasion de l'observer à l'avant-bras, Chalmeil au bras, et enfin, avant ces observateurs, Léveillé, Briot et un grand nombre de chirurgiens militaires avaient eu occasion de faire la même remarque. (*Journ. gén. de méd.*, t. XLVII, p. 228.)

Quelquefois le sang, au lieu de venir des artères, s'écoule des veines, et quelquefois même le jet en est saccadé. M. Champion (de Bar-le-Duc) dit avoir été obligé de jeter une ligature sur la veine crurale pour remédier à une hémorrhagie survenue à la suite d'une amputation de cuisse, chez un homme très-nerveux et auquel l'idée d'une mutilation avait causé une frayeur extrême. Cet individu fut pris, aussitôt après la séparation du membre, de menaces prolongées de suffocation. Velpeau dit aussi s'être servi trois fois de ce moyen sans qu'il survînt aucun accident. Il ajoute même qu'il est disposé à penser qu'on exagère les dangers de cette ligature.

En cas d'hémorrhagie capillaire, les réfrigérants et l'exposition à l'air froid suffisent presque toujours : quant à celle fournie par l'artère nourricière de l'os, on y remédie ou par la section du vaisseau en dehors de l'os, ou par un peu d'agaric ou de charpie appliqué directement sur le vaisseau lui-même.

Application de l'appareil. — Une fois le sang arrêté, le chirurgien doit s'occuper de l'application du premier appareil ; mais, au préalable, il a soin de nettoyer exactement les environs de la plaie et la surface du moignon, de manière à ne laisser entre les fibres et les faisceaux musculaires aucun corps étranger ni aucun caillot capable de s'opposer à la réunion immédiate ou de devenir une cause d'irritation. Une fois ces soins de propreté terminés et les parties essuyées à l'aide d'une serviette ou d'un linge fin et doux, il est d'usage de couper près du nœud l'un des fils de chaque ligature ; reste ensuite à les réunir tous dans un petit morceau de linge roulé pour les placer ainsi réunis sur l'un des côtés du membre, ou bien à prendre chacun d'eux isolément et à les appliquer à l'endroit le plus voisin sur la surface cutanée correspondante. Il importe assez peu de suivre l'une ou l'autre de ces deux manières de faire ; on conçoit cependant que, si l'on est jaloux d'obtenir une réunion immédiate, mieux vaut recourir au placement isolé des ligatures, car on a moins à craindre de les voir envahies par la suppuration. Dans le cas contraire, les ligatures peuvent, jusqu'à un certain point, servir de fil conducteur au pus ; reste enfin à panser l'opéré.

Nous avons dejà longuement insisté sur les deux méthodes de réunion qui ont partagé pendant longtemps les chirurgiens : les uns voulant qu'on laissât suppurer les surfaces sanglantes et qu'on les couvrît à cette intention de corps capables de provoquer la suppuration ; les autres recommandant au contraire de ne rien négliger pour obtenir promptement la réunion la plus complète et la plus exempte de suppuration possible.

Nous avons déjà parlé d'une troisième méthode, préconisée par O'Halloran, née de ces deux méthodes exclusives, et qui compte aussi un certain nombre de partisans. Elle porte le nom de *réunion immédiate secondaire*, et participe à la fois du caractère des deux autres, la suppuration faisant la base de la première période, et le rapprochement celle de la seconde. Ces différentes méthodes ont des défenseurs parmi les opérateurs et méritent d'être présentées séparément.

Réunion immédiate. — Quoi qu'il en soit, quand on a recours à la réunion immédiate, on a soin de rapprocher autant que possible les bords de la plaie ; puis, à l'aide de bandelettes agglutinatives assez longues et appliquées d'abord sur l'un des côtés du membre, et successivement sur le moignon et le côté opposé de la partie, on tâche de maintenir les deux lèvres de la plaie aussi en contact que possible.

Quelques chirurgiens, une fois toutes les bandelettes appliquées et les fils des ligatures placés dans le léger intervalle qu'elles laissent entre elles, ont l'habitude d'appliquer par-dessus, pour les assujettir, une bandelette circulaire. Quelques-uns préfèrent se servir d'un bandage roulé, qui maintient mieux les parties en place et exerce sur elles une compression plus douce et plus uniforme : viennent ensuite deux compresses graduées que l'on place sur chacun des côtés de la plaie dans le but d'éviter les vides qui pourraient se former; puis enfin l'application d'un linge fenêtré, d'un peu de charpie et de compresses, destinés à servir d'enveloppe extérieure à l'appareil et à lui donner le degré de solidité désirable.

La réunion immédiate dans les amputations réussit rarement dans les hôpitaux de Paris : les chirurgiens du Midi et les chirurgiens anglais en sont très-partisans, ce qui semble indiquer qu'elle s'observe plus fréquemment chez eux que chez nous. Nous rapportons ici comme très-importante l'opinion de M. Dubreuil, agrégé à la Faculté, qui a eu l'occasion d'observer avec le plus grand soin la pratique des chirurgiens de Montpellier, et dont l'opinion a par conséquent pour nous un très-grand poids. M. Dubreuil s'exprime ainsi dans sa thèse : « Je commencerai par exposer ici, d'après mes souvenirs et mes notes, ce que j'ai observé à l'hôpital de Saint-Éloi, de Montpellier (hôpital des Cliniques), où le service était alternativement fait par Alquié et par Bouisson, tous deux partisans quand même de la réunion immédiate, et mettant toujours en usage les moyens propres à la procurer. Je n'ai jamais vu une plaie d'amputation de la jambe, d'avant-bras, de bras ou de cuisse, se réunir rigoureusement par première intention pendant quatre ans que j'ai suivi ce service. Trop souvent, au bout de quelques jours, on était forcé par le gonflement et la suppuration d'enlever les épingles ou les fils, selon que l'on avait fait la suture entrecoupée ou la suture entortillée, et de panser à plat.

» Dans les cas heureux, et c'étaient de beaucoup les plus rares, la suppuration peu abondante, mais cependant manifeste, permettait de laisser plus longtemps en place les moyens d'union, et, à l'époque de leur ablation, il y avait déjà sur une assez grande surface des adhérences qui maintenaient les parties au contact et abrégeaient ainsi notablement la durée de la cicatrisation. La cicatrice était immédiatement linéaire. Ce n'était pas, physiologiquement parlant, de la réunion immédiate, mais c'en était presque cliniquement. La tradition de l'hôpital Saint-Éloi a conservé l'histoire d'une amputation de cuisse faite par Delpech, et dont la plaie aurait été guérie en trois jours. Ce succès légendaire n'est inscrit nulle part.

» La cicatrisation la plus rapide qu'il m'ait été donné de voir à la suite d'une grande amputation, m'a été fournie par un jeune soldat amputé de la cuisse, à la réunion du tiers moyen avec le tiers inférieur, pour une tumeur blanche du genou, et dont la plaie, quoique ayant un peu suppuré, était cicatrisée au bout de huit jours, sauf au niveau de deux fils à ligature par l'orifice de sortie desquels s'écoulait encore une très-petite quantité de pus.

» A cette époque, je dois le dire, les deux professeurs de clinique chirurgicale se plaignaient vivement de ce qu'on leur avait enlevé une salle bien aérée et bien éclairée, pour leur en donner une autre mal disposée, sans air et habitée longtemps par des fiévreux. Depuis, ils sont rentrés en possession de leur ancienne propriété, et les résultats sont, dit-on, devenus meilleurs.

» Bouisson, un des défenseurs les plus éminents et les plus convaincus de la réunion par première intention, a inventé des procédés de suture et de ligature propres à en assurer le succès (*Nouveaux moyens de contribuer au succès de la réunion immédiate : Tribut à la chirurgie*, t. I). Dans ce mémoire, il cite deux amputations, une de cuisse et une d'avant-bras, suivies de réunion immédiate (voyez plus loin). Courty, partisan de la même méthode, rapporte un beau cas de succès dans le mémoire que j'ai signalé (observation reproduite plus bas). Du reste, il n'est pas nécessaire de remonter aussi haut pour voir la réunion immédiate réussir de temps à autre après les grandes opérations. M. Broca m'a affirmé l'avoir obtenue à la suite des amputations dans les hôpitaux de Paris.

» Mais j'en reviens à la pratique nosocomiale des chirurgiens de Montpellier, puisque cette ville est généralement regardée comme la patrie d'adoption de la réunion immédiate. Cette réunion y est-elle la règle? Je ne crois pas pouvoir donner une idée plus exacte de ce qui s'y passe aujourd'hui qu'en reproduisant les documents que j'ai reçus pendant que je faisais ma thèse et que je dois à l'obligeance de M. Eustache, interne distingué des hôpitaux de Montpellier. Les éléments d'une statistique faisant défaut, M. Eustache m'a transmis ce qu'il a vu :

» Sur trois amputations de sein, on a obtenu une réunion immédiate ;

» Sur 5 amputations de cuisse, en a obtenu 1 réunion immédiate ;

» Sur 6 amputations de jambe, on a obtenu une réunion immédiate.

» M. Eustache me dit, en outre, que l'infection purulente se déclare 1 fois sur 4 après les amputations de membres et que les érysipèles sont assez fréquents.

On voit qu'en somme les chirurgiens de Montpellier n'ont pas autant à se louer de la réunion immédiate qu'on pourrait se le figurer, au moins dans leur pratique hospitalière. Leur pratique civile nous demeurant inconnue et échappant à tout contrôle, ne peut pas entrer en ligne de compte. »

M. le professeur Broca a l'habitude de réunir les plaies d'amputations en laissant au milieu un espace non réuni dans lequel il place un drain, de plus il met le membre dans une gouttière ou l'entoure des attelles en carton de Blandin. M. Broca a l'habitude de remplacer au bout de quelques jours les sutures par une couche épaisse de collodion ; ce professeur a obtenu de très-beaux succès.

Les partisans de la réunion immédiate objectent à leurs adversaires que lorsque la réunion par première intention échoue, on en est quitte pour recourir alors aux modes de pansement usités dans la réunion immédiate. Cela n'est pas absolument vrai ; il arrive presque toujours qu'un essai infructueux de réunion met la plaie dans un état moins satisfaisant que si l'on n'avait point essayé ce moyen. Généralement la peau se réunit très-bien, mais les muscles ne reprennent pas ; il en résulte au-dessous de la peau la formation d'une cavité où le pus s'accumule. Le pansement de M. le professeur Broca permet d'éviter ce danger.

M. Sédillot (cité par Legouest, article *Amputation* du *Dictionnaire des sciences médicales*, t. III, p. 802), pour éviter les inconvénients des pansements, taille un lambeau antérieur unique retombant sur la plaie, et le maintient par deux épingles à suture placées à chacun des angles de la plaie, mode d'agir qui a l'avantage de laisser le moignon exposé aux regards du chirurgien, de permettre l'écoulement des liquides exhalés, et de rendre faciles les applications chaudes ou froides ; elle a le très-grave inconvénient de ne pouvoir être appliquée qu'à des cas déterminés, d'exiger, en un mot, l'application d'un procédé opératoire quelquefois impossible.

Il m'a paru intéressant, en terminant cette partie du travail qui concerne les plaies d'amputation, de présenter d'une manière concise un intéressant chapitre d'un travail récent d'un des plus grands chirurgiens de l'Allemagne, de Billroth.

Réunion médiate. — Si l'on se décide à faire usage de la réunion médiate, la manière de procéder est différente. Autrefois on recommandait d'interposer un corps étranger entre les surfaces pour provoquer la suppuration et le développement des bourgeons charnus qui devaient constituer la cicatrice ; mais presque toujours ces corps étrangers provoquaient la rétraction des chairs par l'irritation qu'ils y produisaient et déterminaient ainsi la saillie de l'os. Aussi la guérison se faisait-elle attendre cinq ou six mois. Aujourd'hui les choses ont bien changé. Au lieu de corps étranger, c'est un linge fin que l'on place entre les téguments, et comme ce dernier n'en recouvre pas toute la surface, une partie de la plaie doit nécessairement se réunir par adhésion primitive : viennent ensuite des boulettes de charpie recouvertes d'un ou de deux plumasseaux de charpie ou bien de linge fenêtré, une mèche de charpie trempée dans l'onguent digestif, à la manière de Larrey, puis, enfin, les compresses et les bandes, de manière à maintenir suffisamment l'appareil. Il est indifférent, on le pense bien, que cet appareil soit composé avec la copeline ou tout autre bandage différent; l'important est qu'il ne soit ni trop lâche, ni trop serré, ni trop matelassé. Dans les amputations immédiates du champ de bataille, le pansement est toujours *forcément* fait par occlusion ; quand on enlève le pansement, la plaie est déjà granuleuse et ne se prête plus aux complications. Je dois rappeler à cette occasion que Larrey et Astley Cooper ont considéré comme bienfaisante pour les plaies la charpie imbibée de sang.

Nous avons déjà mentionné, à propos des pansements rares, les opinions de Larrey, et rapporté une observation de cet illustre chirurgien qui prouve combien cette façon de soigner les plaies est utile en campagne. M. le docteur Pingaud, chirurgien-major à l'armée de Metz, nous a communiqué une observation inédite qui présente un fait du genre de celui de Larrey. Ce fait nous paraît assez intéressant pour trouver place dans cette thèse :

« Le 18 août 1870, pendant la bataille de Saint-Privat-la-Montagne, je désarticulais, sur le bord d'une route, l'épaule à un sapeur, quand un officier du 57e de ligne, M. Thivolet, vint me demander avec le plus grand calme de lui amputer le bras qu'un obus avait littéralement broyé.

» Je le priai d'attendre que j'eusse fini, ce qu'il fit de la meilleure grâce, puis ayant pris la place du sapeur je l'opérai sans qu'il sourcillât. Le membre abattu il me dit *à plusieurs reprises :* «Eh bien ! maintenant, faites-moi un bon pansement et tout ira bien.»

» Je m'appliquai, en effet, bien que les circonstances rendissent la chose peu aisée, car une effroyable panique se dessinait à ce moment, à lui faire un bon pansement et j'y réussis à peu près. Ceci fait, cet officier, qui depuis est devenu mon ami, me remercia avec effusion, me répéta plusieurs fois son nom afin que je ne l'oubliasse point, et, après m'avoir fait également décliner le mien et mes qualités, s'en fut sur une des rares voitures qui n'avaient pas suivi la panique.

» Vingt jours environ après, je recevais au Ban-Saint-Martin où j'étais campé la visite d'un manchot qui me sautait au cou en disant : « C'est moi, Thivolet; vous voyez, docteur, que j'ai eu raison de vous recommander de me faire un bon pansement. »

» Il me raconta alors qu'après m'avoir quitté il s'était promené à Metz d'ambulance en ambulance sans trouver de place nulle part, et qu'enfin et après trois ou quatre jours seulement, il avait fini par y trouver des soins à l'ambulance de la préfecture que dirigeait alors M. Léon Le Fort. »

Cette observation, dit M. Pingaud, ne prouve certes pas qu'un *bon pansement* fait le succès d'une amputation, mais tout au moins qu'il y contribue, et que, si quelques chirurgiens n'y attachent qu'une importance secondaire, il n'en est pas de même de certains malades fort intelligents d'ailleurs, comme l'était le mien, qui y voient une condition indispensable de succès de l'opération, opinion que, pour mon compte, je partage avec eux dans les circonstances difficiles où s'exerce la chirurgie d'armée.

MM. Roux et Velpeau qui, dans certains cas, ont retiré quelquefois de bons résultats de la réunion immédiate secondaire, recommandent de se conduire dès le principe comme dans la réunion médiate, et d'attendre douze ou quinze jours avant de faire usage de moyens propres à réunir les parties et à hâter ainsi l'époque de la *cicatrisation*.

L'appareil une fois appliqué, il faut reporter immédiatement le blessé dans son lit; et d'habitude, le chirurgien ne confie qu'à lui seul ce soin, s'il est assez fort et vigoureux : sinon il en surveille le transport en maintenant lui-même le moignon de manière à le garantir de toute atteinte extérieure.

Une fois placé convenablement dans le lit, l'opérateur pose lui-même le membre amputé sur un coussinet, de façon qu'il soit un peu relevé ; cette légère inclinaison donnée au moignon a pour but d'éviter de favoriser l'afflux du liquide dans la partie : plus tard et dans l'intention de favoriser au contraire l'écoulement du pus, il est convenable, une fois la suppuration établie, de mettre le membre dans une situation opposée.

« Le traitement du moignon est à mes yeux, dit Th. Billroth, dont les opinions nous paraissent intéressantes à résumer ici, d'une haute importance; ce traitement doit commencer immédiatement après l'opération. Il faut éviter avec le plus grand soin de toucher la moelle de l'os sectionné; en cas d'hémorrhagie de la moelle on ne doit employer que des aspersions d'eau froide; je me servis, en effet, un jour d'une boulette de charpie trempée dans *Liq. ferri*, comme tampon, pour arrêter une violente hémorrhagie qui se faisait dans la cavité médullaire de l'humérus amputé; une ostéomyélite suppurative avec terminaison fatale en fut la conséquence. Heureusement il est rare que les artères de la moelle donnent une grande quantité de sang; si néanmoins il faut intervenir, ce qu'il y a de mieux à faire, c'est de comprimer l'artère principale du membre. — Quant aux hémorrhagies produites par les autres artères, je les arrête toujours par acutorsion ; récemment j'ai employé la torsion, sans aiguille, à l'ancienne manière; le succès a été complet en cas d'amputation de la jambe, de l'avant-bras et du bras, pour les artères tibiale, radiale, cubitale et brachiale. Je considère les reproches que fait Simpson à la ligature, en cas d'amputation, comme très-exagérés, et suis loin d'être un ennemi acharné de la ligature; seulement une pratique de cinq ans m'a rendu très-familier avec l'acutorsion et l'acupressure dans les amputations. En tout cas, l'opéré ne doit pas être rapporté dans son lit avant que l'hémorrhagie soit complétement arrêtée; cela peut devenir très-fastidieux et très-pénible pour un clinicien, mais je ne puis cesser de répéter cette recommandation. »

D'après le même auteur, si l'hémorrhagie est parfaitement arrêtée, on peut opérer la réunion de la plaie sans danger. Cependant il se rend aux raisons données pour n'entreprendre quelquefois la réunion que quelques heures après l'opération, ce qui a l'inconvénient de déterminer une longue attente n'ayant rien de bien rassurant pour le malade, ramené dans son lit dans l'intervalle. Parfois la plaie est couverte de sang caillé quelques heures après l'opération; en enlevant cette croûte on provoque une nouvelle hémorrhagie, et il faut encore attendre; toutes ces manipulations sont maintenant extrêmement pénibles pour l'opéré.

Comment faut-il pratiquer la réunion de la plaie sur le moignon? Question très-importante. Jadis, dit

Billroth, je voyais fermer soigneusement la plaie à l'aide de sutures, avec application d'un bandage modérément compressif autour du moignon ; les résultats obtenus me satisfaisaient fort peu ; une guérison complète par première intention ne fut jamais obtenue, il fallut toujours enlever les sutures peu après. Plus tard, je suivis le conseil de Teale et de Burow, et laissai le moignon exempt de pansement ; je ne pratiquais qu'une réunion partielle et laissais librement s'écouler le liquide sécrété. Je croyais alors qu'il était particulièrement important de ne pas recouvrir la cavité médullaire afin que le pus formé au niveau de la plaie médullaire, pût librement s'écouler ; je craignais surtout une ostéophlébite du moignon osseux, et réunissais par suite de telle façon que la plus grande partie de la plaie fût fermée, tout en laissant à découvert autant que possible la surface de section de l'os. Par cette manière d'agir, j'obtins des résultats bien plus favorables *quoad vitam ;* mais la forme du moignon était mauvaise ; la manière de faire la suture devait indubitablement produire la saillie de l'os, même avec conservation d'une grande quantité de parties molles. Aussi je passai sans transition à la méthode opposée ; je pratiquai la réunion de telle façon que l'os avant tout fût bien couvert et que les liquides pussent s'écouler sur les côtés. C'est mon procédé actuel, et je n'ai pas lieu de m'en plaindre. Pour la réunion, je me sers toujours de la suture entrecoupée, parce qu'elle maintient une exacte réunion, même chez les malades remuants; cependant je ne doute pas que dans bien des cas un bon sparadrap ne fasse aussi bien l'affaire.

Billroth n'emploie plus de pansement pour les plaies d'amputation; le mode de traitement est une conséquence de sa manière de voir sur la septicémie et la pyohémie. Il a pu se convaincre peu à peu que le sort de la plupart des grands blessés et des amputés se décide généralement dans les deux premiers jours, parfois même dans les premières heures de l'opération. La rétention du sang extravasé ou de la sécrétion des plaies devient la source d'infiltrations qui s'étendent le long des vaisseaux, avec coloration brun rougeâtre de la peau, et envahissent toute l'extrémité, etc. Des ouvertures ménagées dans les angles de la plaie pour l'écoulement de la sécrétion me semblent être le préservatif le plus rationnel contre la rétention des liquides.

Il ne faut considérer, d'après Bilroth, que comme moyen extrême de traitement des amputations le pansement à plat ou le pansement par occlusion.

« La vieille expérience que les plaies, sous une eschare produite par un caustique, guérissent généralement avec moins de réaction que les plaies par instrument tranchant et les plaies contuses, avait amené à cautériser les plaies d'amputation avec de faibles solutions de chlorure de zinc, avec de la teinture d'iode et du *Liq. ferri* étendu. Dans le temps on cautérisait toujours toute la plaie à l'aide du cautère actuel, et *Fabri* dit expressément que les plaies ainsi traitées guérissaient avec moins de douleur et moins de tuméfaction. D'autres chirurgiens remplissaient toute la plaie d'amputation avec de la charpie trempée dans de l'alcool, dans des teintures styptiques ou dans des décoctions de plantes, et recouvraient d'un pansement hermétique.

» Tout en convenant que l'inflammation nécessaire pour détacher peu à peu une croûte produite par caustiques est moins intense que celle qui se déclare généralement dans une plaie par instrument tranchant également considérable et profonde, tout en admettant ce mode de traitement dans des circonstances particulières pour des plaies par instruments tranchants et des plaies contuses, je suis loin de recommander cette méthode pour tous les cas ; elle a été beaucoup pratiquée à Paris dans ces derniers temps, mais principalement par désespoir de voir les mauvais résultats de toutes les opérations faites à l'aide d'instruments tranchants. Un de mes collègues autrichiens qui, durant la guerre actuelle, a vu faire des amputations dans les ambulances françaises et en Belgique, m'a raconté, qu'après les opérations on ne liait que les grosses artères, qu'on saupoudrait ensuite toute la surface de la plaie avec de l'alun pulvérisé et qu'on couvrait ensuite de charpie. Si c'est bien là la manière d'agir typique des médecins français dans leur pratique, je ne m'étonne pas que les résultats soient si mauvais. D'après des communications verbales d'un autre de mes collègues autrichiens enfermé dans Paris pendant toute la durée du siége, on pratiqua une quantité énorme d'amputations dans les ambulances parisiennes, mais la plupart des amputés, comme en général la plupart des opérés, succombèrent.

» Si l'on remonte dans l'histoire de la chirurgie jusqu'à Ambroise Paré et Fabry, on serait tenté de croire, d'après la description des premiers pansements, que dès cette époque on s'efforçait d'amener la guérison des plaies d'amputation par première intention. Paré dit, par exemple, qu'après l'arrêt de l'hémorrhagie on doit fermer la plaie à l'aide de deux sutures pratiquées en croix dans la peau, puis appliquer le pansement et le laisser trois jours, de crainte d'hémorrhagie. Fabry ne s'écarte de ces méthodes qu'en ce qu'il ne pratique pas la suture en croix dans la peau, mais dans un sparadrap dépassant la peau et entourant tout le moignon (suture sèche). Mais il est évident que la guérison par première intention ne pourrait jamais être obtenue par suite de l'emploi du cautère actuel et des poudres styptiques ; aussi ces chirurgiens ne songeaient pas à la possibilité d'une telle guérison pour les grandes plaies. Heister décrit également un pansement tel que la guérison par première intention ne pouvait s'ensuivre ; il employait au lieu de cautère actuel du vitriol et des poudres styptiques avec de la charpie; pour le reste le pansement était le même que cent ans auparavant. Malheureusement ma bibliothèque est un peu incomplète pour la seconde moitié du XVIIIe siècle; cependant il me semble hors de doute que les efforts faits en vue d'amener la guérison par première intention datent des chirurgiens anglais de la fin du dernier siècle et furent bientôt couronnés de succès. Les méthodes d'amputation que Benjamin Bell et Alanson décrivent comme leur étant propres, n'empêchent pas la guérison par première intention, et même le pansement compressif que Bell appliquait au moignon après l'opération, a dû également gir favorablement en ce sens. Cependant, d'après Bell, la guérison par réunion rapide était rare, surtout dans les hôpitaux; il blâmait vivement l'emploi de sutures et d'emplâtres destinés à forcer la guérison. Dans le *Lexicon chirurgical* de Samuel Cooper, dont la traduction allemande de 1819 se trouve à ma disposition (article *Amputation*), la proposition de rapprocher après l'opération les bords de la plaie de telle façon qu'ils s'unissent par première intention, est considérée comme une des pages les plus brillantes de la chirurgie anglaise.

» De tout temps les chirurgiens français (la plupart jusqu'à ce jour) se sont opposés à cette méthode de traitement. Même le grand Larrey, cet observateur si exact et généralement si impartial, ne peut s'y soumettre, il considère la guérison par première intention comme praticable après des amputations faites, par suite de lésions, sur des parties saines, mais comme très-fâcheuse si l'on est amené à opérer par des états morbides chroniques (chez nous on défendrait plutôt la cause contraire, si tant est qu'il faille établir une différence dans ce sens). Roux, que je vis encore à

Paris en 1853, dit, dans une relation de voyage en Angleterre, qu'à Londres on abusait beaucoup des efforts employés à guérir par première intention les plaies d'amputation. C'est à la grande autorité de Richter que nous devons que le mode de traitement anglais s'est si rapidement enraciné en Allemagne ; il dit, à propos de l'amputation de la cuisse : « Le but principal du chirurgien dans le pansement doit être d'amener la guérison de la plaie par réunion rapide. Plus le pansement répond à ce but et plus il est simple, mieux il vaut. »

» Vous vous étonnez peut-être, cher collègue, que je vous raconte toutes ces vieilles histoires. Ce n'est que pour rappeler que la discussion sur le pansement le plus approprié aux amputations dure depuis bientôt cent ans et qu'elle n'est pas encore close. Les arguments dont on se sert actuellement diffèrent bien certainement aujourd'hui de ceux qu'employaient Bell et Richter, mais l'accord n'existe pas encore. Je n'ai pas éprouvé une impression favorable relativement aux résultats du traitement par occlusion complète de la plaie avec pansement compressif consécutif. Il est parfaitement exact qu'une plaie récente guérit souvent merveilleusement sous un pansement par occlusion et compres-pression ; c'est ce que j'ai surtout observé en cas d'opérations plastiques sur les paupières et les joues, où j'applique parfois un pareil pansement pour fermer l'œil et le maintenir en repos. Si on l'enlève après deux ou trois jours, les bords de la plaie sont généralement si bien réunis sans tuméfaction ni rougeur, qu'on en est tout réjoui et étonné ; mais généralement il arrive que le troisième ou le quatrième jour il se déclare dans le voisinage une rétention de liquide par de la rougeur, de la tuméfaction et de la fièvre : il n'y a pas là grand danger, on ouvre la plaie au point voulu, le pus s'écoule, le phlegmon commençant se dissipe. Les mêmes phénomènes peuvent se présenter pour une plaie de tête et pour une plaie d'amputation : le petit phlegmon de la tête peut amener une périphlébite et une méningite ; le petit phlegmon du moignon peut produire une périlymphangite, une périphlébite, une thrombose et la pyohémie ; en peu d'heures, le processus se généralise et la mort est certaine.

» On a fait bien des efforts pour s'opposer à cette complication. A Paris, on a cherché à empêcher la rétention du pus en l'enlevant à l'aide d'un aspirateur, manière de faire très-compliquée qui exclut la guérison par première intention. Puis on a enveloppé la plaie exactement réunie avec de la gutta-percha très-fine, pour protéger le moignon contre l'influence présumée nuisible de l'air ; cette idée de vouloir rendre la plaie sous-cutanée, quand, au moment de sa formation, elle a été longtemps exposée à l'air, me semble impossible à réaliser. Songez maintenant aux efforts de Lister pour désinfecter l'air qui arrive au contact des plaies, aux peines presque passionnées que s'est données Simpson pour enlever par l'acupressure les ligatures et les lambeaux de tissu liés, et vous avouerez qu'on s'est donné bien du mal pour écarter tous les empêchements imaginables à la guérison rapide et heureuse des plaies d'amputation. Mais je crains que nous soyons encore loin du but ; nous n'avons pas le droit de dire que tout individu, amputé dans d'heureuses conditions, guérira ; demandez plutôt aux médecins sincères qui reviennent des ambulances militaires, vous n'entendrez dire rien de bien.

» Vous connaissez ma manière de procéder ; j'ai eu d'année en année plus de bonheur pour le résultat des amputations, je puis le prouver par des chiffres. Je ne puis cependant en donner les raisons par chiffres. C'est à peu près en même temps que j'ai changé de méthode hémostatique (acutorsion au lieu de ligature) ; de méthode d'amputation (plus d'incisions à lambeau de peau que d'incisions circulaires) ; de traitement (traitement de la plaie à découvert avec occlusion partielle de la plaie, au lieu de l'occlusion complète avec pansement compressif consécutif) ; d'indications (moins d'amputations en cas de septicémie et de pyohémie intenses) ; de matériel (plus de cas chroniques à Vienne que de lésions à Zurich). C'est beaucoup en une fois, et je ne me crois pas le droit de formuler un jugement général sur les résultats de mes amputations, car chacune des modifications indiquées a influé sur le pronostic. »

AMPUTATION DES TUMEURS.

Lorsque les tumeurs peuvent être enlevées par une simple incision, on réunit la plaie par une suture, en employant de préférence la suture métallique, et lorsque la tumeur est volumineuse, que l'opération a nécessité l'ablation d'une certaine portion de peau, la réunion immédiate ne peut plus être obtenue que dans une petite étendue, et il faut que la plaie soit pansée à plat dans le reste de son étendue.

Enfin, dans l'ablation des grosses tumeurs, des cancers ayant altéré les téguments et nécessitant leur ablation, il faut, dès le commencement, panser la plaie à plat dans toute son étendue. C'est l'alcool, l'acide phénique ou la ouate qui, le plus souvent aujourd'hui, servent à cet usage.

Après l'ablation des lipomes, la réunion réussit quelquefois ; nous ferons cependant observer, avec M. le docteur Dubreuil, que le lipome est enveloppé d'une couche celluleuse qui a beaucoup plus de tendance à se transformer en poche purulente qu'à se réunir. M. le baron Hippolyte Larrey a rapporté (Société de chirurgie, séance du 22 juillet 1857) comme une rareté le fait d'une réunion immédiate après l'extirpation d'un volumineux lipome de la région cervicale, et, à cette occasion, M. le docteur Demarquay, chirurgien de la Maison de santé et

M. Forget ont cité chacun un fait analogue. Mais ce sont des exceptions. On aura donc recours, dans l'immense majorité des cas, à un des nombreux pansements étudiés dans la seconde partie de cette thèse, dits pansements à plat.

Nous terminerons ces considérations sur le pansement des plaies d'amputations par quelques considérations empruntées à un travail intéressant et inédit communiqué par un médecin militaire fort distingué, M. le docteur Pingaud, et applicables surtout à la chirurgie d'armée.

« Je dirai, dit M. Pingaud, en ce qui touche les pansements, que l'observation m'a démontré : 1° l'inefficacité des agents antiseptiques employés comme topiques dans les ambulances où sévissent l'infection purulente, l'érysipèle, les phlébites, les angioleucites, la pourriture d'hôpital, le tétanos, etc. ; 2° la nécessité d'adopter désormais un mode de pansement qui, sans comprimer la plaie, ni s'opposer à l'écoulement des liquides qu'elle fournit, la soustraie aussi complétement que possible à l'action de l'atmosphère infectée.

Le but, on ne saurait se le dissimuler, n'est pas facile à atteindre ; un grand nombre de moyens ont été proposés pour y arriver, mais ou ils sont insuffisants ou inapplicables dans la chirurgie d'armée. Tel est le cas des appareils à incubation, de l'immersion continue, avec aspiration ou compression pneumatique, etc.

C'est donc à des moyens plus simples qu'il faut avoir recours, et si je cherche parmi tous ceux qui ont été proposés jusqu'ici, je ne vois guère que le pansement au coton de M. Guérin, combiné à l'occlusion.

Avant de terminer ce chapitre, disons qu'en règle générale la réunion par première intention a des inconvénients, lorsqu'on l'applique aux plaies des amputations de tumeurs. A. Després, chirurgien de l'hôpital Cochin, a montré, dans son *Traité de l'érysipèle*, la fréquence des érysipèles autour des plaies du sein réunies par première intention (1).

PANSEMENT DES RÉSECTIONS.

Les plaies de résections peuvent être considérées comme des plaies irrégulières intéressant des parties de nature diverse et inégalement promptes à se réparer ; aussi ne doit-on jamais réunir complétement ces plaies par première intention, si l'on ne veut s'exposer aux plus graves accidents.

Aussitôt qu'une résection est terminée, on procède au pansement et l'on rencontre parfois, à ce moment, des difficultés (2) considérables qui tiennent soit à la mauvaise disposition de la section de l'os, soit à des contractures musculaires et à des brides fibreuses ; on y remédie avec la scie ou le ténotome.

Parfois, après la section des extenseurs, les fléchis-

(1) Heyfelder, *Traité des résections* (trad. de Bœckel).

(2) A. Després, *Traité de l'érysipèle*. Paris, 1862.

seurs entrent en contraction spasmodique et empêchent de donner au membre la position voulue. On a recours, dans ce cas, au chloroforme ou à l'opium, et l'on attend, pour appliquer le pansement, que le médicament ait produit son effet.

Dans tous les cas, d'ailleurs, on rapproche les os et on les met autant que possible en contact; mais quand la perte de substance est très-considérable, les chairs seules peuvent remplir la plaie et établir les adhérences de continuité.

On cherche ordinairement à obtenir la réunion par première intention non pas de toute la plaie, mais de la plus grande partie. On devra toujours laisser un libre écoulement au pus, mais on ne peut admettre l'opinion des chirurgiens qui repoussent toute espèce de réunion immédiate après une résection. Sédillot, Chassaignac, Heyfelder, etc., sont parfaitement d'accord là-dessus, et Sédillot dit même : « si l'emploi des cautères et l'engorgement profond rendent la suppuration inévitable, il faut encore affronter les téguments afin d'en empêcher la rétraction et le renversement, en laissant néanmoins et avant tout une issue facile au sang, à la sérosité et au pus. »

La réunion s'obtient par les sutures entortillées, enchevillées ou à points métalliques ; ces derniers, restant en place huit jours, sont plus avantageux en ce sens qu'ils permettent de ne pas déranger le membre. Quelquefois on emprunte des lambeaux de peau aux régions voisines pour couvrir des pertes de substance qu'il serait impossible de fermer autrement (Sédillot).

Rien n'est plus nécessaire que l'immobilité pour la guérison des plaies qui nous occupent. On emploie pour l'obtenir un grand nombre d'appareils différents, dont les principaux sont les gouttières et les appareils inamovibles. Sédillot recommande, dans les cas où l'opération a été faite sur un membre, l'emploi de gouttières de fer-blanc mobiles au moyen de charnières qui permettent de faire le pansement sans ébranler le membre. Heyfelder paraît préférer les appareils inamovibles, fenêtrés dès le quatrième ou le cinquième jour. Mitscherlich a proposé des appareils plâtrés enduits d'une solution éthérée de résine de Dammar. Ce procédé a été adopté par MM. Langenbeck et Hergott. Ces auteurs l'emploient surtout pour pouvoir combiner l'action de l'immobilité et celle des bains locaux continus.

Dans les cas de résection de la hanche, on emploie le plus souvent la gouttière de Bonnet, à laquelle les Anglais préfèrent cependant une sorte de hamac de toile, dans lequel une ouverture est pratiquée au niveau de la plaie (1).

La durée de l'immobilité varie selon qu'on veut obtenir une consolidation osseuse ou une pseudarthrose.

(1) Le Fort, *Résection de la hanche* (*Mémoires de l'Académie de médecine*, 1861).

Pour les membres inférieurs où le premier résultat est préférable, on laissera donc le membre immobile jusqu'à la complète formation du cal; mais au membre supérieur il faut, dès que le travail de réparation paraît assez avancé, imprimer quelques mouvements pour déterminer la formation d'un tissu fibreux intermédiaire.

Les bains continus, si vantés dans ces derniers temps par Langenbeck et Wilms et employés aussi par Mitscherlich, Hergott, etc., qui placent d'abord le membre dans l'appareil plâtré enduit d'une solution de résine de Dammar, puis dans le bain, constituent un mode de traitement qu'Heyfelder recommande, mais auquel Sédillot préfère de beaucoup les bains momentanés aromatiques renouvelés tous les jours.

Fock conseille d'employer comme pansement ordinaire du coton recouvert de pommade au nitrate d'argent. L'utilité de ce procédé est au moins exceptionnelle.

Malgré l'avis des auteurs qui conseillent de faire tous les jours sortir le pus de la plaie, Chassaignac a eu plusieurs fois recours au pansement rare ; le premier était enlevé en général vers le troisième ou le quatrième jour, puis on le renouvelait toutes les semaines. Il est d'ailleurs incontestable qu'il y a grand avantage à éviter les douleurs que produisent les mouvements nécessités par des pansements trop compliqués ou trop piquants.

Nous ne pouvons nous empêcher de faire remarquer, en terminant, combien les soins donnés à une plaie de résection seraient le plus souvent inutiles, si l'on n'y joignait un traitement général approprié, et si l'on ne s'efforçait de soutenir par tous les moyens les forces du malade.

Les mouvements imprimés au membre devront être très-doux, surtout dans les premiers temps, si l'on ne veut déterminer une inflammation qui serait loin d'être sans danger. Si la résection n'a pas porté sur un membre, mais sur une partie du tronc (côte, clavicule, etc.), on maintient les parties par un bandage à bandelettes séparées, et l'on recommande d'éviter toute cause de déplacement des parties malades.

On a appliqué sur ces plaies bien des topiques différents ; les pansements rares, les pansements fréquents, les bains continus ou seulement fréquents, l'irrigation continue, etc. Les moyens les plus simples devront toujours être préférés. Quelques compresses imbibées d'eau simple, recouvertes d'un peu de taffetas gommé et quelques bandelettes de diachylon retenant le tout, suffisent dans les premiers moments. Lorsque la suppuration est établie, on a recours aux fomentations émollientes et aux cataplasmes. Plus tard, quelques bandelettes de charpie anglaise mouillées d'eau froide ou des compresses trempées dans une solution légèrement astringente, s'il est nécessaire d'exciter (1)

(1) Sédillot, *loc. cit.*

un peu la cicatrisation, suffiront jusqu'à la guérison.

M. le professeur Broca s'est servi avec le plus grand succès, dans deux cas de résection, l'une de l'extrémité inférieure des os de la jambe, l'autre de l'articulation du coude, du pansement avec la ouate. Ces deux observations ont un grand intérêt, et nous regrettons bien vivement que le temps ne nous permette pas de les reproduire.

On peut appliquer au pansement des résections le plombage des plaies suivant la méthode de Burgreave (de Gand). Cette méthode, modifiée par l'auteur, a été exposée à la Société de chirurgie (1).

Nous terminerons ici cette étude sur le pansement des plaies chirurgicales ; il nous resterait encore beaucoup à dire chaque jour apportant un nouveau fait à ce point si important de la thérapeutique ; nous nous sommes borné à donner à grands traits les principales indications des pansements et les principaux moyens d'arriver à les remplir ; il en est plusieurs parmi eux sur la véritable valeur desquels il faut attendre encore quelque temps avant de se prononcer.

(1) *Soc. de chir.*, séance du 19 juin 1872.

Nous terminons ce travail par deux notes, l'une sur les résultats des pansements pendant le blocus de Metz, l'autre sur le pansement des amputations par la méthode de Lister, ces deux parties ne pouvant reprendre leur véritable place, les passages auxquels elles devraient être jointes étant déjà imprimés.

M. le docteur Pingaud, médecin-major, a pu, pendant le blocus de Metz, s'assurer de l'impuissance des agents antiseptiques les plus en vogue pour prévenir le développement des accidents que la malaria nosocomiale fait éclore, et il n'est pas douteux, pour notre confrère, que la grande majorité des chirurgiens qui étaient à Metz pendant le blocus ne partagent son opinion. Il a eu depuis l'occasion de se convaincre de nouveau de leur inefficacité dans des conditions exceptionnellement favorables à l'expérimentation. Voilà en définitive à quoi se réduirait le pansement employé par M. Pingaud.

Les plaies étaient préalablement lavées à l'alcool et abstergés de telle sorte qu'on était certain de 'emprisonner aucun caillot dans sa profondeur ; précaution considérée comme très-importante quant au développement de la septicémie.

L'angle supérieur de la plaie, devait servir ultérieurement aux injections détersives et antiseptiques; l'angleinférieur livrait passage aux fils et aux produits de la suppuration. Les pièces de pansement se composaient d'un linge troué et enduit de glycérine, d'un gâteau de charpie imbibé d'alcool phéniqué, d'un enveloppement total du moignon avec un morceau de lin recouvert de taffetas gommé; le tout fixé par une bande de flanelle.

M. Pingaud laissait ce pansement en place jusqu'au début de la période de suppuration, et dès lors il le renouvelait chaque jour en ayant soin chaque fois de déterger exactement la plaie à l'aide d'injections d'alcool phéniqué ou de permanganate de potasse. Il soignait d'une façon analogue toutes les plaies autres que celles d'amputation.

Toutes les précautions furent insuffisantes à empêcher le développement de la pyohémie qui enleva successivement huit blessés sur vingt et un.

D'après M. Pingaud, les amputations immédiates ont paru mieux réussir : 1° parce qu'elles sont pratiquées dans une atmosphère saine, quelquefois en plein air, le plus souvent dans une ambulance volante qui vint s'installer à proximité du champ de bataille.

2° Parce qu'elles sont pansées avec des linges et de la charpie tirés des cantines régimentaires, ou des caissons de l'ambulance divisionnaire, et qui ne sauraient être par conséquent imprégnés de miasmes septiques.

3° Parce que la plaie est protégée contre l'action infectieuse de l'ambulance de deuxième ligne, où arrive, quelques heures après, le blessé par une véritable occlusion qu'établit la charpie imprégnée de sang, durcie et adhérente à ses lèvres ou à sa surface.

4° Parce que le malade arrivant opéré et pansé dans une ambulance où les blessés affluent de toute part et où tout le personnel est affairé au plus haut point, on a garde de toucher au pansement qu'on ne lève pas, à moins d'accident intercurrent, avant que les autres blessés n'aient été opérés ou pansés, c'est-à-dire quelquefois après plusieurs jours seulement, et alors que la plaie est en pleine suppuration et déjà couverte de granulations. Telles sont, à mon avis, les circonstances heureuses auxquelles nombre d'amputés sur les champs de bataille doivent la vie; on en pourrait citer maints exemples.

Pansement des amputations d'après Lister. — M. Lister emploie des ligatures en soie qui doivent tremper dans l'acide phénique très-concentré pendant une ou deux heures avant l'opération; on les trempe dans la lotion phéniquée pour enlever l'excès d'acide.

« On coupe les deux bouts du fil auprès du nœud, et l'on ne s'en occupe plus, car une ligature organique qui, par un contact suffisant avec l'acide phénique, a été neutralisée, pourra rester en permanence dans les tissus vivants comme une balle de plomb, etc.

» Le moignon doit rester immobile pendant tout le traitement; on le fixe sur un léger coussin. La base du moignon est entourée par une bande de caoutchouc vulcanisé pour maintenir la partie dans une compression convenable; on unit les lambeaux par une suture méthodique. »

On peut mettre entre les lambeaux une mèche de *lint* trempée dans l'huile phéniquée. On recouvre le tout de deux ou trois morceaux de linge qui soient assez grands pour déborder d'un pouce de chaque côté; ils doivent être superposés.

On se sert de l'emplâtre phéniqué, que l'on renouvelle tous les deux jours suivant la quantité de pus qui s'écoule.

« La surface externe de cet emplâtre doit être couverte d'une feuille de plomb ou d'un tissu de gutta-percha pour retarder l'évaporation. Pour faire cet emplâtre, on étend le mastic entre deux linges, en faisant une espèce de cataplasme d'un quart de pouce d'épaisseur. »

(Tout l'appareil doit être recouvert d'une toile cirée.)

Tel est à peu près le traitement de M. Lister dans les amputations; peut-être ne mérite-t-il pas complétement d'occuper la place que quelques chirurgiens ont essayé de lui assigner dans le traitement des plaies.

FIN.

INDEX BIBLIOGRAPHIQUE

ABEILLE. Méthode pour obtenir l'organisation immédiate dans les plaies traumatiques et chirurgicales. Réunion immédiate, pansements rares et imbibitions continues d'eau froide (Gaz. des hôpitaux., 29 sept., n° 114, 1868).

ADAMS (William). The treatment of wounds upon the antiseptic and subcutaneous principles (Med. Times and Gaz., 1866, p. 258 et 282).

AMUSSAT (Auguste). De l'emploi de l'eau en chirurgie. Thèse, 1850.

ANEL (Dom). L'art de sucer les plaies. Trévoux, 1720.

ANGER (Th.). De la cautérisation dans le traitement des maladies chirurgicales (Thèse de concours d'agrégation, Paris, 1869).

ANSIAUX. Traitement des plaies par la méthode antiseptique de Lister (Bull. de la Soc. de méd. de Gand., sept. 1870).

ARCE (Francisco de). De rectâ curandorum vulnerum ratione. Antv., 1594.

AVELLANEDA. Pansement des plaies chirurgicales et traumatiques par l'alcool et l'aspiration continue. Thèse de Paris, 1868.

AVENEL (Wilf.). Du pansement des plaies. Thèse de Paris, 1847.

BAELEN. De l'emploi de la suture sèche de M. le docteur Vésigné (Journal de méd. de Bordeaux, Juillet 1861.

BALFOUR (John). Sulphurous acid dressing to recent contused wounds (Edinb. med. Journ., January 1869).

BANISSEN. De la nécessité de la ventilation dans les plaies et les ulcères (Gazette médicale, 1858, n 44, 48).

BARBOSA. Statistique des opérations à Lisbonne (Congrès méd. internat., p. 224).

BARDELEBEN. Ueber die aeussere Anwendung der Carbolsaüre. (Berl. Klin, Wochenschr., n° 8, 1870).

BATAILHÉ et GUILLET. De l'alcool et des composés alcooliques en chirurgie, 1859.

BAUDOT. Examen critique de l'incubation appliquée à la thérapeutique, 1858.

BEAUFORT (Ant. de). Bandages à compression aérienne (Bull. de thérap., 30 nov. 1866, p. 465-468).

BELL (John). Traité des plaies, ou considérations théoriques et pratiques sur ces maladies. Trad. franç. Paris, 1825.

— (Jos.). Cases illustrative of the antiseptic use of carbolic acid (Edinb. med. Journ., May 1869).

BELLOSTE (Aug.). Le chirurgien d'hôpital. Paris, 1696.

— Suite du chirurgien d'hôpital. Paris, 1725.

BÉRANGER-FÉRAUD. Du pansement des plaies et des ulcères par la ventilation (Bull. de thér., janv., fév. 1866; ibid., 15 et 30 octobre 1878.)

BÉRARD. Sur l'emploi de l'eau froide comme antiphlogistique dans le traitement des maladies chirurgicales (Archiv., de méd., 1835).

BESNIER. Application de l'iodoforme au traitement des ulcères et des plaies à cicatrisation lente (Gaz. des hôp., 1868, n° 25 ; Bull. de thérap., 15 mai 1868, p. 400).

BILLROTH. Chirurgische Briefe. Berlin, 1872.

BIRD (Baltimore). The use of wire-gauze in the tretment of fractures and other injuries of the lower extremities (Med. and surg. Rep., July 18, 1868).

BLAIR (David). On whisky as an antiseptic dressing. Glasgow, Med. journ., feb. 1870).

BLONDUS (Mich. Aug.). De partibus ictu sectis citissime sanandis et medicament opaque nuber inventæ. Venet., 1542.

BOECKEL (Eug.). Dessutures sur plusieurs rangs (multisérisées) et de l'emploi de fils métalliques dans ce genre de sutures Mém. lu à la Société de méd. dans sa séance du 1er déc. 1859. (Gaz. méd. de Strasbourg, n° 1, 1860).

BOINET. De l'inamovibilité, 1844.

BOSCH. Des bains tièdes permanents (Wurtemb. Corr. Blatt, 1857).

BOUISSON. Nouveaux moyens de contribuer au succès de la réunion immédiate. (Tribut à la chir., t. I, p. 448).

— De la ventilation des plaies et des ulcères. (Tribut à la chir. t. II; Gaz. méd. de Paris, 1858, n° 44 et suiv.).

BOURGADE. Sur le perchlorure de fer comme agent prophylactique des accidents consécutifs aux opérations (Congrès méd. internat., 1867, p. 224).

BOURGE (de). De l'irrigation (Journal de Bruxelles, sept. 1864).

BONNEVILLE. Des différents modes de pansement des plaies, en particulier par l'acide phénique et l'acide tymique. (Mouvem. méd., n° 15, 1869).

BOWATER (J. Vernon). Observation on the value of the method of slinging for wounds of the lower limbs especially for stumps after amputation (Med. Limes and Gaz. 29 April 1865).

BOYER (Ph.). Du pansement des plaies. Th. de concours. Paris, 1844.

BROQUIER. Avantage des pansements rares après les amputations. Thèse de Paris, 1857.

Bulletin de thérapeutique, 30 mai 1865 : Un nouveau mode de suture.

BURGER (A.). Wirkung des Carbolsaüre-Verbandes bei eiternden Wunden (Archiv v. Langenbeck, 1872, p. 432).

BURGGRAVE. Du plombage des plaies (Bull. de l'Acad. de méd. de Belgique, n° 5, 1866).

— Résultats statistiques de la chirurgie au plomb (Bull. de l'Acad. de méd. de Belgique, n° 1, p. 77 ; Presse médicale belge, n° 12, mars 1868).

— Pansements (Bull. de l'Acad. roy. de méd. de Belgique, 3e série, t. IV, 1870, p. 1005 et suiv.).

BURIN-DUBUISSON. Précis théorique et pratique du mode d'emploi à l'extérieur et à l'intérieur du perchlorure de fer. Paris, 1866.

CHAIGNEBRUN. Lettre à Guattani sur les plaies d'armes à feu. Paris, 1749.

CHALVET. Mémoire sur les désinfectants. Couronné par l'Acad. de méd., 1862.

— Moyens propres à sous-cutaniser les plaies. Thèse de Paris, 1871.

CHASSAIGNAC. Occlusion (Comptes rendus de l'Académie des sciences, 1844).

— Traité clinique et pratique des opérations chirurgicales. Paris, 1862.

CHEDEVERGNE. Du traitement des plaies chirurgicales et traumatiques par les pansements à l'alcool (Bull. de thér., 30 sept. 1864).

CHIRAC. Observations de chirurgie sur la nature et le traitement des playes. Paris, 1742.

CHRISTOPHE. Journal des connaissances médico-chirurgicales, 1834.

CLARKE (Fairlie). Surgical dressings, remarks on some of the methods of dressing wounds (Brit. and for. med. chir. Review, July 1870).

COMBES. Pansement ouaté. Thèse de Paris, 1871.

COMPENDIUM de chirurgie, article PLAIE, t. I, p. 305.

COMPTES RENDUS de l'Académie des sciences, février 1860 : action des désinfectants sur la cicatrisation des plaies.

COOTE (Holmes). On the treatment of wounds (Saint Barth. Hosp. reports, VI, 1870).

COSMAO-DUMENEZ Sur le permanganate de potasse (Bull. de thér., 1868).

COUPER (John). Amputation of the arm, and other cases treated with carbolic acid., by Lister's method (Med. Times and Gaz., 9 July 1870).

COURTY. De la réunion immédiate et des meilleurs moyens d'assurer la réussite après les grandes opérations (Montp. méd., t. VII, p. 221).

CREVAUX. Recherches sur la glycérine. Thèse de Strasbourg, 1856.

DECÈS. De la restauration des cicatrices unissantes, des cicatrices trop courtes, etc. (Gaz. hebd., VI, 22, 1859).

DECHAMBRE et MARC SÉE. Note relative à des expériences concernant l'influence de l'air atmosphérique sur la cicatrisation des plaies (Gaz. hebd., n° 12, 1857).

DELEAU. Traité sur le perchlorure de fer.

DÉLIOUX DE SAVIGNAC. De l'utilité de l'aloès dans le traitement des plaies (Bull. de thér., 15 janvier 1864).

DEMARQUAY. De la glycérine et de ses applications à la chirurgie et à la médecine. Paris, 1867.

DEMARQUAY et LECOMTE. Note sur la cicatrisation des plaies sous l'influence de l'acide carbonique (Monit. des sc. méd. et pharm., 1859, n° 48. — Bull. de thérap., 15 mars 1860).

DEMEAUX. Note sur la préparation de la charpie désinfectante (plâtre coalté) (Union méd., 88, 1860).

— Note sur l'emploi du linge et de la charpie coaltés dans le pansement des plaies, et principalement de celles qui proviennent des grandes opérations chirurgicales (Monit. des sc. méd. et pharm., 7 fév. 1861 ; Gaz. méd. de Paris, 1860, n° 33 ; 1861, n° 24).

DEMEAUX et CORNE. Sur la désinfection et le pansement des plaies (Comptes rendus de l'Acad. des sc., t. XLIX, 18 juill. 1859 ; Monit. des hôpit., 1859, nos 92, 93, 94).

DESPRÉS (Armand). Traité de l'érysipèle, Paris, 1862.

DESPRÉS (JULES). Sur le chlorate de potasse (Bull. de thérap., 1866, t. LIX, p. 469).

DEVILLE. Des différents modes de réunion et de cicatrisation des plaies (Th. de concours d'agrég., 1847).

DEWANDRE. Sur le sel marin (Bull. de thérap., 1865, t. LXIX, p. 282).

DIARD. Accidents inflammatoires consécutifs aux opérations chirurgicales. Thèse de Paris, 1828.

DIGBY. Guérison des plaies par la poudre de sympathie. Paris, 1658.

DIONIS (Alex.). Traité, etc. Si avec la seule eau froide et simple on peut guérir tant les plaies d'arquebusades que d'autres. Paris, 1581.

DITTEL. Ueber Lister's Heilmethode der eiternden Wunden (Allg. Wien. med. Zeitg., 1868, n° 19. — Wochenschrift der Wiener Aerzte, numéros 19, 21 ; Sitz vom 1 mai 1868).

DUBLED. Des pansements (Th. de concours, Paris, 1833).

DUBRUEIL. Valeur relative des différents modes de traitement des plaies à la suite des opérations (Thèse de concours d'agrég., Paris, 1869).

DUERR. System der Guttapercha-Schaalenverbande (Med. Corr.-Bl. des Wurtemb. ärztl Vereins. n° 12, 7 avril 1868).

DUFOUR (Léon). Des bandelettes amidonnées comme moyen de compression. Th. de Strasb., 1864.

DUPUY. Application de la glace (Gaz. des hôp., 1870, n° 77).

DUPUYTREN. Leçons orales de clinique chirurgicale, faites à l'Hôtel-Dieu. Paris, 1832.

EHRLE (Karl). Ueber eine blutstillende Baumwolle (Berl. Klin. Wochenschr., n° 27).

ELDER (George). Antiseptic treatment of wounds (Glasgow med. journ., febr. 1870, p. 195).

ENGLISCH (Joseph). Erfahrungen über den Listerschen Verband mit Carbolsaüre (Œsterr. Zeitschr. f. prakt. Heik., 1869, numéros 30, 31, 32, 33).

ERICHSEN. Entensive punctured wound in the back of the right thigh treated by carbolic acid dressings; rapid recovery (Med. Times and Gaz., 5 déc. 1868, p. 641).

ESMARC. De l'emploi du froid en chirurgie (Arch. de clin. chir., t. I, p. 275, 1861).

FABRICIUS DE HILDEN. Observationum et curationum chirurgicarum centuriæ VI, Lugd, 1641.

FAUDACQ. Réflexions sur les plaies. Paris, 1735.

FAYRIER (J.). On the use of petroleum as earth-oil as an antiseptic in the treatment on surgical diseases (Med. Times and Gaz. 22 janvier 1870).

FÉRÉOL. De l'iodoforme employé comme topique pour cicatriser les plaies. Paris, 1868.

FOCK. Des bains tièdes permanents (Deutsche Klinik., 1855).

FORMANEK. Mittheilungen über dic Wirkung des Verband-Mittels von Foucher (Allg. Wien med. Zeitg., 1868, n° 24).

FORT. Toile adhésive remplaçant le sparadrap et le taffetas d'Angleterre (Journ. de méd. prat., avril 1865).

FOUCHER. Sur le chlorate de potasse (Bull. de thér., 1867, t. LXXII, p. 42).

FOURGNIAND. De la sous-cutanisation des plaies par la réunion collodionnée. Thèse de Paris, 1859.

FRIEDBERG. Des bains tièdes permanents (Gaz. de Prag., 1866).

GAULEJAC (de). Du pansement des plaies par l'alcool. Thèse de Paris, 1864.

GERSDORF (Hans von). Feldbuch des Wundarzney. Bâle, 1576.

GIRALDÈS. Des différents modes de pansement des plaies, en particulier par l'acide phénique et l'acide thymique (Mouvement médical, 11 avril 1869, p. 172).

GODDÉE. Du mode de pansement des plaies consécutives anx amputations. Thèse de Paris, 1846.

GODIN. Archives de médecine, 1837.

GOSSELIN. Des pansements rares. Thèse de concours pour le professorat. Paris, 1851.

GOYRAND. Du collodion comme moyen de réunion des plaies (Gaz. méd. de Paris, 1858, p. 49, 50).

GROVES. On glycelæum, a proposed basis for ointments (Pharm. Journ. and. Transact., oct. 1807, p. 283),

GUÉRIN (Jules). Occlusion pneumatique (Gaz. méd., 1844, 1866, 1868 (Bull. de l'Acad. de méd., 1866, t. XXXI; Union méd., 1870, n° 104).

GUÉRIN. De l'emploi de l'alcool dans le traitement des blessures de guerre. Thèse de Paris, 1857.

GUISARD. L'art de guérir ces plaies. Paris, 1732.

GUETERBOCK. Ueber den Listerschen Verband (Archiv von Langenbeck, Berlin, 1872, p. 272).

GUYON (Ch.). De la suture métallique. Thèse de Strasbourg, 1864.

GUYOT (Jules). Traité de l'incubation et de son influence thérapeutique. Paris, 1840.

HANCOCK. Leçon clinique sur les cicatrices douloureuses (Union médicale, n° 122, 1859).

HANFF (W). Ueber Wiederanheilung vollstandig vom Körper getrennten Hautstücke. Berlin, 1870.

HENNEZEL (Alex. d'). Des sutures métalliques. Thèse de Strasbourg, 1863.

HENRY. Practical clinical remarks on the dressing of wounds and bruises (The Lancet, 10 dec. 1859).

HERVÉ. Pansement ouaté. Thèse de Paris, 1872.

HERVIEUX. De la suppression de la suppuration et de la désinfection absolue des plaies par l'application permanente à leur surface d'une éponge imbibée d'eau chlorurée (Union méd., 1860).

HOLMES et HOLDERNESSE. On the treatment of wounds by the application of carbolic acid on Lister's method (Saint-George's hosp. Rep., III, 1868).

HORNSEY CASSON (J.). The « dry-earth » treatment of wounds (Brit. med. journ., 17 april 1869).

HUBER. Ueber den Gebrauch der calbolsaüre als Verband-mittel (Deutsche Klinik, 1868, n° 32).

HUMPHRY. Treatment of wounds without dressings, on sutures and acupressure (Brit. med. journ., 3 aug. 1867).

HUNCZOVSKY. (Joh.). Medizinisch chirurgische Beobachtungen auf seiner Reise durch England und Frankreich. Wien, 1783.

JOBERT DE LAMBALLE. De la réunion en chirurgie. Paris, 1864.

JORDAN. Carbolic acid (Philad. med. and. surg. Rep., 23 jan. 1869).

JOSSE. Mélanges de chirurgie pratique, 1835.

JOURNEZ. Propriétés hémostatiques du coton cardé (Journal de méd. pratiq., juin. 1865).

KERN (Vincenz von). Avis aux chirurgiens pour les engager à adopter une méthode plus simple, plus naturelle, et moins dispendieuse dans le pansement des blessés. Vienne, 1809.

KLOTZ. Ueber Verband von Wunden (Deutsche Klinik, 1864, n° 24).

KRUG. Ueber einige neuere Verbandmittel (Archiv der Heilk., 1862, Helft. 3).

LACHAZE. De l'irrigation continue dans les plaies par écrasement. Thèse de Paris, 1858.

LAMBOSSY. Du bain prolongé. Thèse de Strasbourg, 1864.

LANGENBECK. Des bains tièdes permanents (Deutsche Klinik, 1855, et Gaz. hebdomadaire, 1856, p. 184).

LARREY (D.-J.) Clinique chirurgicale dans les camps et hôpitaux militaires de 1792 à 1836. Paris, 1830-1836.

LASALLE. Pansement ouaté dans les plaies récentes. Thèses de Paris, 1871.

LASCH. — Die carbolsaüre und ihre therapeutische Anwendung mit besonderer Rücksicht auf den Lister'schen Verband. Diss. Berlin, 1869.

LAUGIER. Pansement par la baudruche et la gomme arabique (Comptes rendus de l'Académie des Sciences, 1844).

LAWSON-TAIT. Paraffin (Med. Times and Gaz., 3 novembre 1866, p. 471).

LECOEUR. Des pansements à l'aide de l'alcool et des teintures alcooliques. Caen, 1865 (Gaz. hebd. de médecine et de chirurgie n° 6).

Notes complémentaires. — (Journal de médecine pratique, mai 1865).

LE FORT. Pansement simple par balnéation continue (Gaz. hebd. de médecine et de chirurgie, n° 22 ; Bulletin de l'Académie de médecine, XXXV, 1870).

LEGROS. Suture (Journ. de méd. et de chir. prat., mai 1863).

LEMAIRE. De l'acide phénique. Paris, 1865.

LENDER. Zur Behandlung grösserer Wunden (Berl. Klin. Wochenschr., n° 36, 1870).

LENTE. Ointment syringe (New-York, Med. Record., n° 4, 1866).

LETENNEUR. Note sur l'emploi des fils d'argent en chirurgie, etc. (Gaz. hebd., 21 fév. 1862).

LEWY. Neues charpic-surrogat (Wien. med. Presse, 1867, n° 23, p. 559).

LISFRANC. Précis de médecine opératoire. Paris, 1845.

LISTER. On the antiseptic principle in the practice of surgery (Brist, Med. journ., 1867, n° 351).

— An address on the antiseptic system of treatment in surgery (Brist, Med. journ., 14 aug., 14 nov. 1868).

— The antiseptic treatment of compound fracture (Lancet, 13 march 1869, p. 380).

— Acide phénique (Journ. de méd. et de chir. prat., 1869, 1er cah., p. 14).

— Ligature antiseptique (Gazette médicale, 1869).

— Pansement à l'acide phénique (Gaz. des hôp., 1869, p. 465).

LOMBARD. Précis sur les propriétés de l'eau simple employée dans le traitement des maladies chirurgicales (Opuscules de chirurgie, 1786).

— Clinique chirurgicale relative aux plaies. Strasbourg, an VI (1798).

— Clinique des plaies récentes. Strasbourg, an VIII (1800).

— Instruction sommaire sur l'art des pansements. Strasbourg, an V (1797).

LOPER. De l'eau froide en chirurgie. 1753.

LOUIS. Mémoire sur l'opération du bec-de-lièvre, où l'on établit le premier principe de l'art de réunir les plaies (Mémoires de l'Acad. de chir., 1768, t. IV).

MAC-CORNAC. On the antiseptic treatment of wounds (Dublin quart. Journ., fébr. 1869, p. 52).

MACKAYE. The Katakleistic treatment of wounds and granulating surfaces (Edinb. med. journ., juin 1868, p. 1094).

MACKINTOSH (Angus). Carbolic acid as an antiseptic and desinfectant (Lancet, 17 sept. 1870, p. 400).

MACONCHY. Carbolic acid as a surgical dressing (Dubl. quart. Journ., may 1868).

MAGATUS (Cæsar). De rarà medicatione vulnerum libri II. Venise, 1616).

MAISONNEUVE. Pansement à l'acide phénique (Gaz. des hôp., 6 déc. 1867).

— Note sur la méthode d'aspiration.

MALGAIGNE. De l'irrigation dans les affections chirurgicales. Concours de clin. chir., 1841.

MARCAILHOU D'ALMÉRIC. Emploi du collodion en chirurgie. Thèse de Strasbourg, 1867.

MARKUSZEWSKI. Des pansements à l'air raréfié, à l'alcool et à l'eau. Thèse de Paris, 1867.

MARQUE (Jacq. de). Traité des bandages. Paris, 1618.

Marvy (P. V.). Du pansement des plaies par l'alcool. Thèse de Strasbourg, 1864.

Maunder. On ligature of a main artery to arrest acute traumatic inflammation. (Lond. hosp. Rep., IV, 1868).

Maynard. Collodion as a surgical dressing (Boston med. and surgic. Journ. New-York; med. Records, n° 17, 1866).

Mayor. La chirurgie simplifiée. Paris, 1841.

— De la localisation des bains sur les diverses parties du corps humain. Paris, 1841.

Mermet. Des causes qui peuvent s'opposer à la cicatrisation des plaies et des moyens d'y remédier. Thèse de Paris, 1845.

Morgan (Campbell de). The application of chloride of zinc in solution to surgical and accidental wounds (Lancet I, n° 15, 1866; Brit. and foreign med.-chir. Review, jan., Lond., 1866).

— On the treatment of gunshot wounds by chloride of zinc (Brit. med. journal, 15 oct. 1870).

Morris. On the antiseptic treatment of wounds (Lancet, vol. II, 19 nov. 1870, p. 703).

Morton (James). Carbolic acid, its therapeutic position with special reference to its use in severe surgical cases (Lancet, 29 janv., p. 155; 5 fév. p. 188, 1870).

Muguet. Des fils métalliques capillaires pour la réunion des plaies. Thèse de Paris, 1862.

Naïl. Considérations sur le traitement des plaies et des hémorrhagies traumatiques de la main. Thèse de Strasbourg, 1860.

Neudoerfer. Aphorismen zur praktischen chirurgie. Der Einfluss der strahlenden Wærme auf die Wundheilung. — Allgemeines über den Wundverband (Wiener med. Presse, 1868, n°s 6, 7, 12).

Nivet. Antiphlogistiques (Gaz. méd., 1838).

Nussbaum. Chlorwasser zum Verbande frischer Wunden (Aerztilches Intelligenzblatt, n° 35. München, 29 aug. 1857).

Ollier. Des sutures métalliques. Paris, 1862 (Gaz. méd. de Lyon, 11, 1861).

— Sur les complications nosocomiales des maladies chirurgicales (Gaz. médic. de Lyon, 1868, n° 37).

Ollier. Greffe épidermique (Bulletin de l'Academie de médecine, 1872).

Palatius (Félix). De verâ methodo quibuscunque vulneribus medendi cum aquâ simplici et frustulo de cannabe et de lino. Perusiæ, 1570.

Paquet. Emploi de l'acide thymique (Bull. de thér., 15 juin 1868).

Parchappe. Note sur les effets de la cautérisation dans l'inoculation toxique et virulente (Acad. d. sc., 1849).

Paré (Ambr.). Méthode de traiter les plaies faites par hacquebutes et autres bastons à feu. Paris, 1545.

— Œuvres complètes publiées par Malgaigne. Paris, 1840-41.

Parmentier. Recherches sur la cicatrisation des plaies exposées au contact de l'air. Thèse de Paris, 1854.

Passavant. Einige Bemerkungen über die Wundnaht und über die Anwendung des Seegrases zu diesem Zweck (Langenbeck's Archiv. Bd. 16, Heft. 2, 1864).

Paulmier. De la nature et curation des playes de pistolet, d'arquebuses, etc. Paris, 1568.

Percy. Manuel du chirurgien d'armée, ou instruction de chirurgie militaire sur le traitement des plaies. Paris, 1792.

Perez Hervas. Traitement des plaies provenant de l'amputation dans la continuité des membres. Thèse de Paris, 1829.

Perrin. Pansement par occlusion dans les plaies contuses. Thèse de Paris, 1865.

Petitgrand. De l'irrigation en médecine (Rec. de mém. de méd. milit., déc. 1866, p. 507-518).

Pétrequin. Note sur un procédé propre à prévenir la suppuration après l'ablation de certaines tumeurs, de manière à obtenir la guérison de la plaie par première intention (Gaz. hebd. de méd. et de chirurg., 1865, n° 7).

Philips. Antiphlogistiques (Bull. méd. belge, juillet et août, 1839).

Pibrac. Mémoire sur l'abus des sutures (Mém. de l'Acad. de chir., 1778, t. III).

Plappart. Ueber die therapeutische Anwendung des Wassers in der Chirurgie. Sitzungsber. des Vereins der Aerzte von Steyermark, 1869-70, p. 29.

Pollock. The use of carded oakum as a surgical dressing (Lancet, 1870).

POLLOCK. Emploi de l'étoupe cardée pour pansement (Journ. de méd., de chir. et de pharm. de Bruxelles, 1870, 51e vol., p. 137).

POMAREL. De la guérison et de la réussite des opérations chirurgicales dans le midi de la France. Thèse de Paris, 1850.

POOLE WORDSWORTH. A new method of using silver wire in the treatment of wounds and in operations (Lancet, 9 may 1868).

PRICHARD. Emploi de l'alcool dans le pansement des plaies (Journ. méd. brit., nov. 1860).

PUPIER. D'un traitement consécutif spécial des amputations comme moyen d'obvier aux accidents des grandes plaies. Thèse de Paris, 1855.

RAVOTH. Handbuch der Fracturen, Luxationen und Bandagen. 2 Aufl. Berlin, 1870.

REMI GASTON. De l'emploi des composés alcooliques en chirurgie. Thèse de Montpellier, 1866.

REVEIL. Mémoire couronné par l'Académie de médecine, 1862. Mémoire sur le permanganate de potasse (Archives, 1864).

REVEILLÉ-PARISE. Applications de plomb laminé (Archives de méd., 5e année, t. XIV, p. 546).

REVERDIN. Greffe épidermique (Bull. de la Soc. de chir., 1869).

RICHARDSON. Styptic colloïd (Medical Times, 67, t. I, p. 388).

RIVAILLÉ. Emploi de l'alun calciné (Archives de médecine, 4e série, t. XV).

ROSER. Die gedrehte Naht (Wunderlich's Archiv, 1859, 3).

— DasFliesspapier als Verbandmittel (Berlin, Klin. Wochenschr. III, n° 26, 1866).

— Zur Kriegsverbandlehre (Berl., Klin. Wochenschr. 1871, p. 99).

ROUVIER. De la réunion immédiate. Thèse de Montpellier, 1866.

ROUX. Relation d'un voyage fait à Londres en 1814. Paris, 1815, p. 93.

— Mémoire et observations sur la réunion immédiate. Paris, 1814.

SALLERON. Mémoire sur le perchlorure de fer pour combattre la pourriture d'hôpital et l'infection purulente, 1859.

SALVA. Du gaz acide carbonique comme cicatrisant des plaies (Gaz. méd. de Paris, 1860, n° 33 ; 1861, n° 24).

SANSON. Des avantages et des inconvénients de la réunion immédiate des plaies. Thèse de concours de clin. chirurg., Paris, 1834.

SCHAARSCHMIDT (Sam.). Abandlung von den Wunden. Berl., 1763.

SCHEURER (H.). Des pansements simplifiés. Thèse de Strasbourg, 1851.

SCHULTE (Herm.). Der Wattverband, nach eigenen Erfahrungen (Deutsche Klinik, n° 6, 1860).

SCRIVE. Traité des plaies par armes blanches.

SÉDILLOT. Quelles sont les différentes méthodes de traitement des plaies et quels sont les différents modes de consolidation. Thèse de concours, Paris, 1835.

— De l'immersion prolongée des plaies dans l'eau (Gaz. de Strasbourg, 1856).

SERRES. Traité de la réunion immédiate et de son influence sur les progrès récents de la chirurgie dans toutes les opérations. Montpellier, 1830.

SIMON. Zur Lehre von den Wunden und ihrer Behandlung (Deutsche Klinik, 1866, n° 26).

SIMPSON. De l'acupressure. Trad. franç., 1864.

STARTIN. On paraffo-stearine, a substitute of starch, plaster of Paris, and such like substances in bandages and splints (Brit. med. journ., 30 march 1867, p. 348).

STEINITZ. Der desinficirende Verband nach Lister. Diss. Breslau, 1867.

STIRTON (James). Jodine as a topic application to wounds (Med. Times and Gaz., 1870, vol. II, p. 263)

STRASSER. Der Collodiumverband (Schweizermonatschrift. April 1859).

SYME (James). On the treatment of incised wounds with a view to union by the first intention (Lancet, 6 July 1867).

TAVERNIER. Nouvelle méthode de réunion des plaies simples (Comptes rendus de l'Acad. des sc., 1863).

TERREIL. Emploi du perchlorure de fer dans le traitement des plaies dites purulentes (Comptes rendus de l'Acad. des sciences, t. XLIX, 16 août 1859).

Thèses relatives aux antiphlogistiques : Boudrie, 1835 ; Omouton, 1835 ; Roger, 1835 ; Martineau, 1836 ; Delamotte, 1840 ; Laden, 1843 ; Gravis, 1843 ; Gueury, 1843.

THIERSCH (de Leipzig). Sur l'emploi du phénol (Gaz. méd., 1868, p. 380).

THOMSON et FRANK HAMILTON. Emploi du brome (Gaz. méd., 1864, p. 119, et 1863, p. 155).

TILLAUX. Emploi de la charpie carbonifère comme désinfectant des plaies (Bull. gén. de thér., 1867, p. 80).

— Gangrène produite par les pansements à l'acide phénique (Gaz. des hôp., 1871, p. 486).

TOPINARD. Quelques aperçus sur la chirurgie anglaise. Thèse de 1860.

TRÉMANT (Henri). Du traitement des plaies graves par l'eau. Thèse de Strasbourg, 1865.

UYTERHŒVEN. Note sur l'usage de la ouate et de la toile mousseline dans le pansement des plaies (Journ. de méd. de Bruxelles, sept. 1854).

VÉDRINES. Sur l'emploi du camphre alcoolisé en chirurgie (Rec. de mém. de méd. milit., janv. 1870).

VERRIER (Eug.). Du traitement des plaies par l'alcoolé de guaco (Annal. d'Anvers, janv. 1868).

VIDIL (Henri). De la gutta-percha et de ses applications en chirurgie. Thèse de Paris, 1868.

VOODWARD. Emploi du brome (Medical Times, 1863, tome I, p. 670).

WAGNER. Ueber die Anwendung silberner Næhte in der Chirurgie (Konigsb. med. Jahrb., II, 1, 1859).

Watson (Eben.). The antiseptic treatment of wounds (British. med. Journ., 1870).

Werner. De l'emploi de la térébenthine dans le pansement des plaies (Bull. de thér., 15 mars 1865).

Wood (John). Carbolic acid treament of suppurating and sloughing wounds and sores (Lancet, 12 déc. 1868).

BIBLIOTHÈQUE NAT. R.F IMPRIMÉS

TABLE DES MATIÈRES

TROISIÈME PARTIE.

PANSEMENT DES PRINCIPALES PLAIES CHIRURGICALES.

BIBLIOTHÈQUE NATIONALE R.F. IMPRIMÉS

PARIS. — IMPRIMERIE DE E. MARTINET, RUE MIGNON, 2.

Clinique chirurgicale. Mémoires de chirurgie et d'obstétrique, p le professeur F. Rizzoli, chirurgien en chef de l'hôpital-major de Bolog (Italie). Traduit de l'italien par le docteur R. Andreini. 1 fort vol. in-accompagné de 103 figures dans le texte. 12

Traité élémentaire de chirurgie, avec figures intercalées dans le tex par le docteur Fano, professeur agrégé à la Faculté de médecine de Par 2 forts vol. in-8. Ouvrage complet. 25

Traité de pathologie interne, par S. Jaccoud, professeur agrégé à Faculté de médecine de Paris, etc. 2e édition. 2 forts vol. in-8, av figures et planches. Ouvrage complet. 25

Traité élémentaire d'histologie, par J. A. Fort, professeur libre d'an tomie à l'École pratique ; 2e édition, entièrement refondue. 1 be vol. in-8 de plus de 700 pages, avec 500 figures intercalées dans le tex Prix de l'ouvrage complet. 14

Traité clinique des maladies aiguës des organes respiratoires, E. J. Woillez, médecin de l'hôpital Lariboisière. 1 vol. in-8, accompag de 93 figures dans le texte et de 8 planches coloriées; le vol. cart. 14

Traité des fractures non consolidées, ou pseudarthroses, par le docte Berenger-Féraud. 1 vol. in-8 avec figures dans le texte. 10

Traité des maladies de l'estomac, de W. Brinton, traduit par le doct Riant, précédé d'une Introduction par le professeur Lasègue. 1 vol. i avec figures dans le texte; le volume cartonné en toile. 7

Traité des maladies de l'oreille, par A. de Troeltsch, professeur à Faculté de médecine de Würzbourg, traduit par les docteurs Kuhn et Lé 1 vol. in-8 avec figures; le vol. cart. en toile. 8 fr.

Leçons sur le traitement des maladies chroniques en général, des affections de la peau en particulier, par l'emploi comparé eaux minérales, de l'hydrothérapie et des moyens pharmaceutiques, p fessées à l'hôpital Saint-Louis par le docteur Bazin, rédigées et publi par E. Maurel, interne des hôpitaux, revues par le professeur. 1 vol. in cartonné en toile. 8

Des paralysies des muscles moteurs de l'œil, par A. von Graefe, p fesseur d'ophthalmologie à l'Université de Berlin, traduit par A. Sich revu par le professeur. 1 vol. in-8. 3 fr.

Traité iconographique de l'ulcération et des ulcères du col de l'u rus, par Armand Després, professeur agrégé à la Faculté de médecine Paris, chirurgien de l'hôpital de Lourcine. Grand in-8 avec planch lithographiées et coloriées. 5

Traité clinique et pratique des maladies puerpérales suites couches, par le docteur Hervieux, médecin de la Maternité de Pa 1 fort volume in-8 avec figures dans le texte; le vol. cart. en toile. 16

Physiologie du système nerveux cérébro-spinal, d'après l'analyse ph siologique des mouvements de la vie, par le docteur E. Fournié, médec adjoint à l'Institut des sourds-muets. 1 fort vol. in 8, cart. en toile. 12

Étude clinique sur les ulcérations anales, par J. Péan, chirurgien hôpitaux de Paris, et L. Malassez, interne des hôpitaux. 1 vol. in-8, a figures et planches coloriées. 6

PARIS. — IMPRIMERIE DE E. MARTINET, RUE MIGNON, 2.

BIBLIOTHEQUE NATIONALE DE FRANCE
3 7531 02947316 3

www.ingramcontent.com/pod-product-compliance
Ingram Content Group UK Ltd.
Pitfield, Milton Keynes, MK11 3LW, UK
UKHW020320230726
13925UKWH00002B/519